老眼は治ります。

老眼は治ります。

目次

第三章　老眼初期の治療

第四章　老眼と白内障から一生解放される治療

第五章 目の老化を予防する

はじめに

こんにちは。眼科医の荒井宏幸です。

さて、今この本を手にとっていただいているのは、当然のことですが、老眼あるいは老眼ではないかと疑われている方々だと思います。

老眼の方には改めて述べるまでもないことかと思いますが、文字がかすんで読めないということは本当にうっとうしいものです。そうとはいえ、いつまでも老眼鏡を使わなければ、疲労が蓄積され、人によってはひどい肩こりや頭痛を伴うようになります。

最近の名刺はデザインを重視し、電話番号やメールアドレスの文字を意識的に小さな文字にしているものが多いようですが、老眼の人にとって小さな文字ほどストレスを感じさせるものはありません。広辞苑など辞書類もしかりです。

「なぜ、こんな小さな文字を使うんだ！」と、ひとり腹を立てた経験がある人も多いはずです。

さらに度が進んだ老眼の人だと、通常の書籍の文字でも読みづらいのではないでしょうか。

また、画数の多い漢字、たとえば「憂鬱」の「鬱」という字などを、辞書や本の活字で確かめようと思った時など、ほとんどお手上げでしょう。

老眼の人にとって、どうやら今の世の中はあまり優しくできていないようですね（ちなみに本書は通常の書籍に用いられる大きさより二まわりほど大きくしてもらいました）。


もちろん、老眼鏡をかければ小さな文字も読めるようにはなります。けれども、読めない大きさの文字に出合うたびに、メガネをかけなければならないということは、とても面倒なことです。

とはいっても、老眼鏡をかけ続けるわけにもいきません。なぜなら、老眼鏡は近くのものを見るためのものであって、老眼鏡をかけたままでは遠くのものは、はっきり見えません。異なった距離の対象をクリアに見ることはできません。

また、老眼が「完成」する七〇歳代になるまでは、老眼の進行に合わせて三回は買い替えなければなりません。

とまあ、いろいろと面倒ではありますが、老眼になったら老眼鏡をかける。これは常識でした。そう、ほんの少し前までは。

老眼は治らない、そう思っている人は多いはずです。

事実、私も一昔前までは、老眼の症状を訴えて来院される患者さんに対して、「まあ、お歳をめされると誰でも老眼になるわけですから、仕方ありません。検査してあなたの目に合った老眼鏡を選びましょう」などと、言っていたものです。

しかしながら、今では老眼は治せるようになりました。本当のことです。

ここ一〇年あまりの間に、光学技術と結びついた眼科治療は、驚異的な進化を遂げています。まさに革命的といってもいいでしょう。

眼科医としての私のテーマは、患者さんの「世界を変える」ことです。

どういうことかというと、治療によって見えにくかったものを見えるようにするだけでなく、よりはっきりと見えるようにする、ということです。

目は、本当に大切な器官です。メガネなしで生活ができるということだけで、日常の世界は大きく変わります。

本書は、現在の先端的老眼治療の実際を、わかりやすく述べたものですが、一読されてみて老眼への対処の選択肢を広げていただければ、一眼科医としてこれに勝る喜びはありません。

第一章

老眼鏡なしで快適な毎日

眼科医療の驚くべき進歩

治らないとされていた老眼が治る、思えばすごい時代になったものです。

近年、医療の進歩にはどの分野でも目をみはるものがありますが、特に眼科はその進歩がめざましい領域です。

一般の方々にはあまり知られていないかもしれませんが、眼科の治療技術は現在、革命的といえるほど進歩しています。

私が医学生だった二〇数年前には想像もできなかった技術が次々に登場し、今や世界各国の人々がその恩恵を受けています。

現在の最先端の治療は、普通に「治す」だけでなく、対象をよりクリアに快適に見ることを追求しています。そして、白内障や近視、乱視、さらには老眼をも同時に治すことができるようになってきました。

ひと昔前では考えられないこうした治療技術の劇的な進化は、眼科医である私自身、信じられないほどです。

一〇年前、二〇年前のテレビを思い出してみてください。

当時も家電メーカーはテレビの画質の鮮明さ、美しさを各社で競っていましたが、フルハイビジョンを超えた昨今の４Ｋテレビなどと比べると、モノの比ではありません。

また、これまで人間が見ることができなかった、はるかな宇宙も観測できるようになりました。天体望遠鏡の進歩で、地球上から土星の輪まではっきり見えます。それどころか、輪の中に浮遊している隕石まで見ることができます。


こうした現代のテレビや天体望遠鏡と同じ技術が、実は最先端の目の治療にも活かされています。その結果、これまで「治せない」とされてきた老眼のみならず、近視や乱視も「メガネに頼らなくていい」時代になってきたのです。


眼科医としての私のテーマは、目を失明から救う、よりよく見えるようにする、ということももちろん重要な課題のひとつですが、もはやそれだけではありません。

「快適に見る」

「よりクリアに見る」

これが今の私の最大のテーマです。

患者さんの声

以下、ご参考までに、私のクリニックに来院され、私が施術した患者さんの術後の感想をいくつかご紹介しておきます。

荒井好孝さん（手術当時五六歳）は、もともとは目の良い方ですが、長い間老眼に悩まれていました。クリニックに来院された時点では、遠くは見えていてメガネなしの生活をされていましたが、近くを見る時の視力は〇・二で、老眼鏡がないと手元の文字が読めない状態でした。

ちなみに、近くの視力は、最高が一・〇。これは、ゴマ粒のような文字が裸眼で読める視力です。日常生活では〇・六程度あればだいたいメガネなしで過ごせます。でも、〇・二となると、近くの文字が読めず老眼鏡が必要となります。

荒井さんにお仕事のことやご趣味のことを伺い、よく話し合い、コンタクトレンズを使ってシミュレーションなども行った結果、レーシックでモノビジョン（後で詳しく解説します）にすることに決まりました。

手術後は、両目で見る視力検査で、遠くが一・五。近くが〇・八。遠くも近くもメガネなしでバッチリ見えて、老眼鏡不要の生活になりました。

以下は、そんな荒井さんの感想です。

はるか彼方のゴルフボールがよく見える

四〇歳くらいから老眼鏡をかけ始めたんですが、ずっと目がよかったせいか、会議中に取ったり外したりするのがとにかくもう面倒でした。プライベートでは老眼鏡を持ち歩かないので、買い物に行くと細かい字が読めなかったりし、不便を感じていました。

レーシックも、モノビジョンのことも知っていましたが、目の手術なのでちょっと怖いなあと思い、なかなか踏ん切りがつきませんでした。でも、あまりの不便さにネットでいろいろ調べてみたら、みなとみらいアイクリニックが見つかって、ここは信頼できそうだと思って伺いました。

メガネ生活を十六年も我慢して、ようやく手術に踏み切ったわけです。

手術後は、本当に世界が変わりました！

特に会議の資料に目を通す時などに一番感じます。裸眼ではっきり見えて、メガネのわずらわしさから解放され、こんなに快適なことはありません。

趣味でゴルフをやっているんですが、遠くの視力も一・五ありよく見えるので、はるか彼方のボールが着弾するところまで見えますし、人のボールも探せます。その年の十二月にホールインワンも出ました！（笑）

手術直後、ちょっと気になったのは、夜の運転で前の車のテールライトが花火のように大きく見えることでしょうか。あとは、手先を見て作業をする時に、脳で感じる遠近感とちょっとズレているかなと思ったことです。車をいじるのが好きなので、細かい作業になると、１センチぐらいずれている感覚がありましたね。大型免許を持っているので、これで免許更新できるかな、と思ったり。

でも、三〜四カ月もするとすっかり慣れて、自然になり、まったく不自由がなくなりました。遠くも近くもクリアに見えていた若い頃に戻ったようで、とても嬉しく思っています。

いかがでしょうか？

続いて、別の治療で老眼鏡フリーになられた患者さんの例をご紹介しましょう。

篠山みどりさん（手術当時五十二歳）は、老眼リング「CAMERA」を使った治療で老眼を治しました。

篠山さんは、メガネなしで過ごされていましたが、近くを見る時の視力は〇・二に落ちていました。また、乱視も少しあったので、同時にそれもきれいに治しました。

手術後は、両目で見る視力検査で、遠くが一・五、近くが一・〇。パーフェクトです。

以下、篠山さんの感想です。

「何て書いてあるの？」と友達に聞かれてささやかな優越感

四〇歳代から老眼鏡を使っていましたが、老眼になるまではずっと目がよかったので、とても不便を感じていました。新聞を読むにしても、書類を書くにしても、いちいちメガネを出してから取りかからないといけないから、ついテレビのニュースで済ませたり、後回しにしてしまったり。

何事も用事がスムーズに進まないということに、慣れることができませんでした。

だから、手術で目が治るのなら真っ先にやりたいわ、なんて考えていたら、テレビで老眼リングのことを知ったのです。すぐに決心しました。もちろん、どこまで見えるようになるかという不安は少しあったけれど、「治る」という嬉しさの方が勝っていました。

手術直後は、見え方に慣れるまで少し時間がかかったものの、事前に説明があったので、早く見える時期が来ないかなと待ち遠しく思っていました。

見えるようになって、すごく変わったのは、近いところにピントが合うということ。

わぁ、こんなに見える！　って感動しました。食事の時に米粒がはっきり見えるので、ご飯がとても美味しそう！

犬の汚れを取ってあげたり、ボタンを付けたりという細々した作業もパッと済ませられるから便利です。

もちろん、遠くもはっきり見えますし、日々の生活はほとんど老眼鏡なしで過ごしています。

手術後にしばらく気になったことといえば、まぶしさぐらいです。運転時の街灯とか、私は趣味で踊りをやっているので舞台を見ることが多いのですが、暗い中での舞台のライトとか。でも、それも三か月くらいで解消し、今はもう気になることはありません。

一番嬉しかったのは、友達と外食する時に、「これ、何て書いてあるの？」と聞かれることです。みんな老眼鏡を出すのが面倒だから、見える人に聞きますよね。その聞かれる優越感でしょうか（笑）

本当にやってよかったと思っています。

もうおひとり、また別の治療で老眼鏡フリーになられた患者さんの体験談をご紹介しましょう。

張紀子さん（手術当時六七歳）は、ボイストレーナーをされている方でした。老眼に加えて白内障の初期症状も少しありました。視力は両目ともに遠くも近くも低下していたので、すぐに手術をすすめました。

張さんは、遠近両用の最新多焦点眼内レンズの「レンティス」（後で詳しく紹介します）を用いた手術を選ばれました。

手術から半年後の検診で、視力は右眼一・二、左眼一・五に回復、そして近くを見る時の視力は左右ともに一・〇となりました。

以下は、張さんのお話です。

眼鏡なしで何でもよく見えることの快適さはまさに新世界！

老眼と乱視をコンタクトで矯正していましたが、いよいよ五〇センチ先も見えにくくなってきました。

仕事で楽譜を読む時も、運転時にも、もちろん読書をする時もとても不便でしたが、まあ、歳をとるとこんなものだろうと思って、手術はまったく考えていませんでした。そもそも、老眼が治るなんて思っていませんでした。もう諦めていたんです。

ところが、偶然、夫の教え子から手術のことを聞いて、一八〇度気持ちが切り替わりました。

その彼はレーシックの手術を受けていて、術後とても快適になったということと、荒井先生が非常に信頼できるお人柄だということも教えてくれたので、「そんなに簡単なら、やってみようかしら」とすぐに申し込み、二ヵ月後に手術でした。

術後、眼帯を取った時の、その感動といったら、もういいようがありません。診察室は薄暗いものですが、明るくてよく見えてびっくり！

一ヵ月検診が終わった時は、相当ウキウキしていたのでしょう。日記にこんな狂歌を書き留めていました。

「見えるとは　何でも簡単　新世界
掃除　遊びに　草むしり　部屋の片付け　衣替え
好きなことにも精を出し　散歩をすれば身も軽し
なんとうるわし皐月かな」

本当に何でも簡単にできて、嬉しかったんです。今は遠くも近くもよく見えるので、もちろんメガネもコンタクトもなしです。ゴミにはサッと手が届くし、運転も楽になって、免許のメガネ等使用の項目も外しましたし、コンタクトのわずらわしさもなくなって、万々歳。

朝起きて目を開ければすぐに何でも見える。まさに新世界！です。

振り返ってみると、手術前はカーテン越しにものを見るような感じで、思考力や判断力も鈍っていたと思います。

この快適さ、クリアさ、そして、もう生涯目に付けるものは何もいらないこと、面倒もないことをトータルで考えると費用も決して高くはなく、本当に手術をしてよかったと思っています。

いかがでしょうか？

ここでご紹介したのは、老眼治療を受けられた患者さんの中では一般的な例で、ごく普通の術後の感想といえます。特別な話ではありません。もちろん、過度な演出など一切していません。

みなさん、本当に嬉しそうに喜んでいらっしゃいます。眼科医としてこれほど嬉しいことはありません。

また、手術を受けられたみなさんは、最初に診察に来られた時よりも表情ががらりと変わって明るく元気そうに、そしてお若くなられます。

「老眼鏡なしで見える！」ということは、その快適さはもとより、心身に与える影響も大きいようです。

第二章

誰でも老眼になります

老眼の自覚症状

すでにご自分が老眼だと自覚し、老眼鏡をかけている方にとっては言わずもがなのことかもしれませんが、「あれ、もしかして老眼？」と感じ始めた初期老眼の方のために、老眼の自覚症状をいくつか参考までにあげておきます。

最も典型的な自覚症状としては、今まで見えていた近くのものが見えにくくなる、という症状があげられます。

名刺に印刷されている住所や電話番号など小さな文字や、辞書の文字がぼやけて見えるといったことはないでしょうか。

簡単なチェックとしては、指の裏側、指紋のある方を目に向けて、目から10センチほどの距離から徐々に遠ざけて指紋が見える距離（ピントが合う距離。近点距離という）が30センチ以上だと、老眼の可能性大です。スマートフォンをお持ちの方は、インターネットを開いて目から遠ざけていって本文の小さな文字が見える距離でも同様です。

その他の自覚症状としては、次のようなものがあげられます。

●一定時間近くのものを見ていて遠くを見た場合、あるいはその逆の場合、ピントを合わせるのに時間がかかる。
●長時間近くのものを見続けていると、目が疲れたり、かすんだり、頭痛や肩こりといった症状が出る。
●薄暗いとものが見えにくくなる。
●近視の人の場合、メガネを外した方が、近くのものが見えやすくなる。

いかがでしょうか。少なくともこの本を手にとっていただいている方は、思いあたる症状があるのではないでしょうか。


ところで、老眼はある日突然やってくることがあります。といっても実はそれ以前から徐々に進行していたのですが、要するに突然自覚するということです。

かくいう私も、老眼に気づいた瞬間がありました。

私の場合は、ある日突然「あれ、おかしいな」と不思議に思ったのが始まりでした。

というのも、昨日まで読めていたはずの小さな文字がぼやけて見えたからです。

脳が自覚した、いや諦めたといった方がいいのかもしれません。

それまでに、徐々に見づらくなってきていたはずだけれど、脳ががんばって、ぼやけた視界を補正しながら、情報を読み取っていたのでしょう。

実は、脳には画像を補正する力があるのです。カメラの手ぶれ補正機能のようなものです。

しかし、がんばっていた脳が「もう無理」と限界を感じ、あきらめたその瞬間、私は老眼に気づいたのだと思います。

老眼の正体

私たちの目の中には、「水晶体」と呼ばれる小さな透明のレンズが備わっています（図1参照）。

この水晶体が、ちょうどカメラのピント調節機能のような役割を担当しています。

水晶体は、直径一・五センチくらいの薄皮に包まれた透明なゲル状の球体です。

この水晶体の周囲をぐるりと囲むように細い糸がたくさんついていて、目の中の毛様体筋というドーナツ状の筋肉につながり、眼球を支えています。

何も考えずリラックスした状態では、毛様体筋もリラックスしています。この状態では、水晶体は周囲にスーッと引き伸ばされて薄くなり、目は最も遠くにピントが合った状態になります。

逆に近くのものを見ようとすると、目の筋肉がギュッと収縮して、水晶体が厚く膨らみ、近くにピントを合わせようとします（図2）。

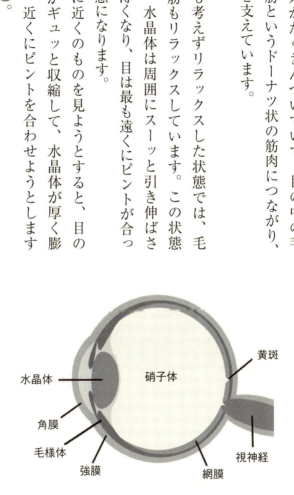

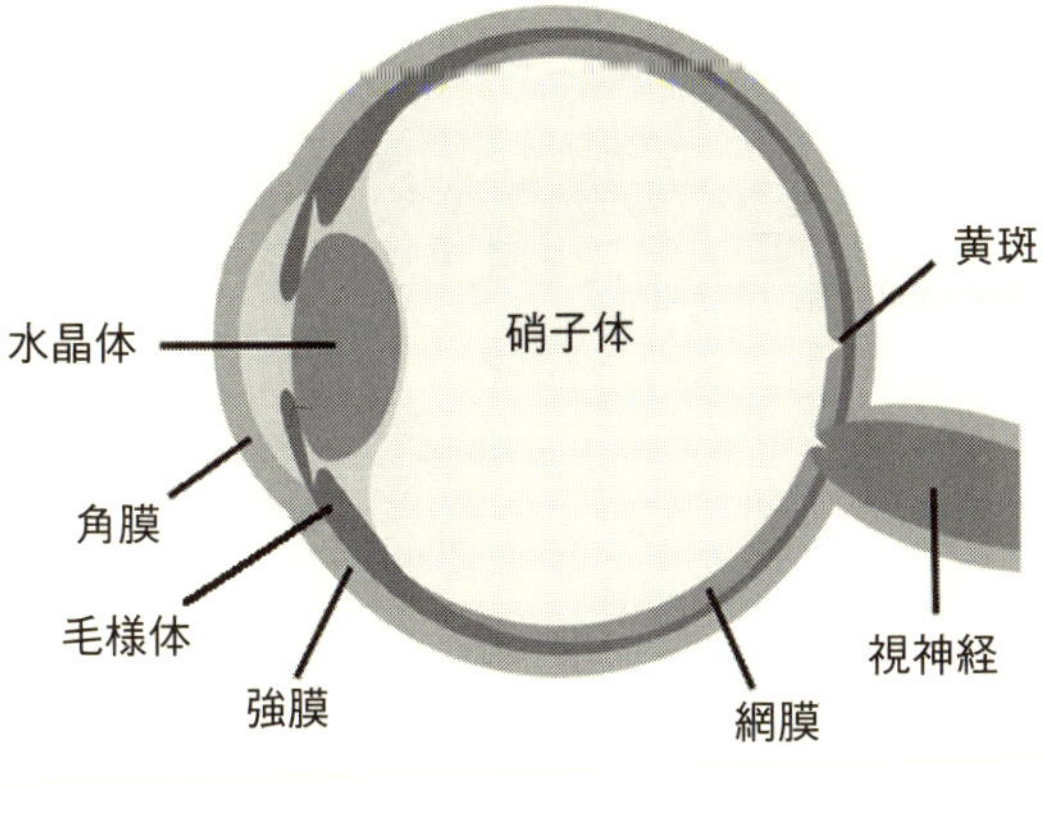

図1　目の構造

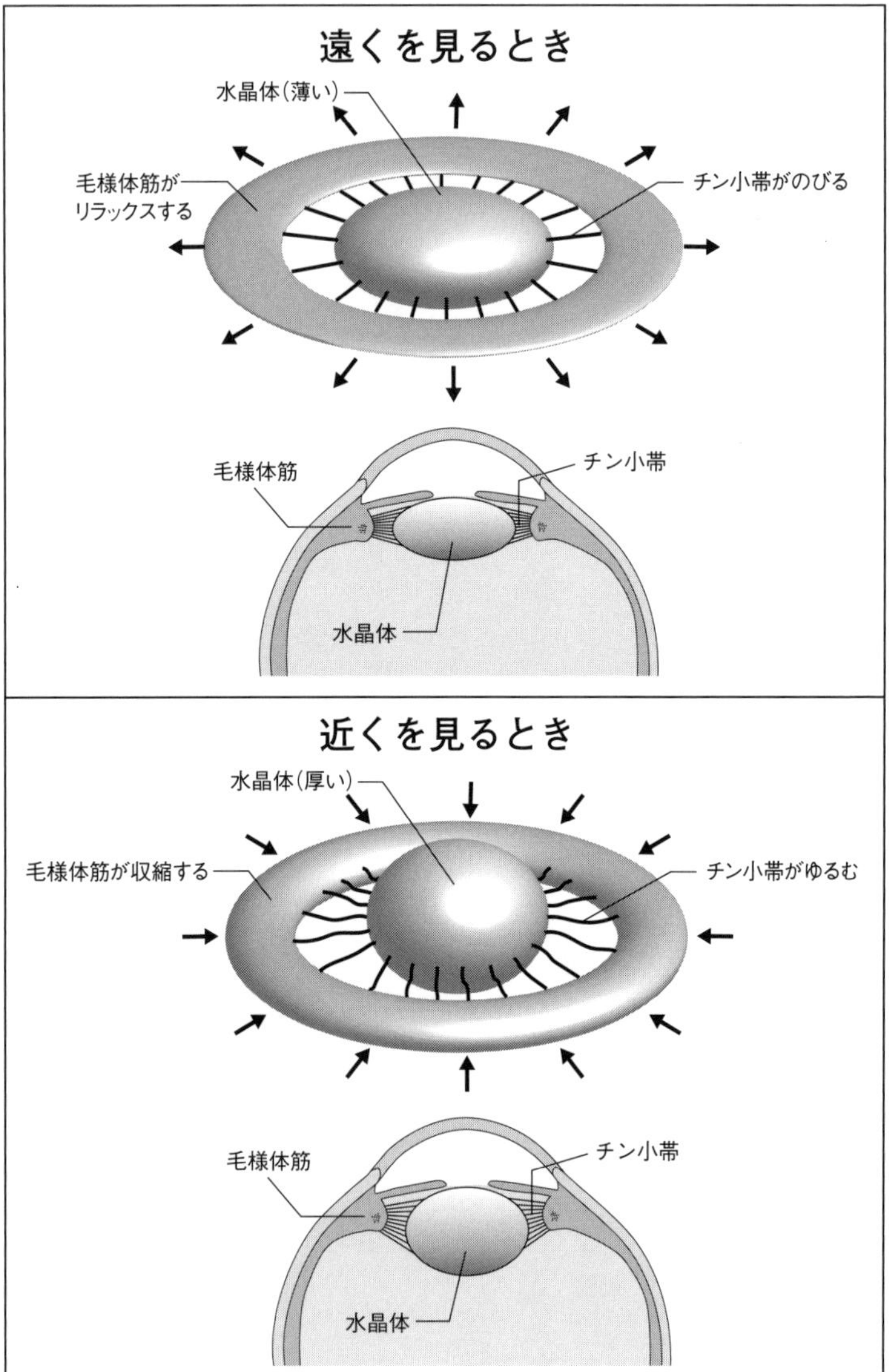

図2　ピントを調節する仕組み

つまり、人間の目は、遠くから近くに力を入れてピントを引きよせるスタイルのオートフォーカスシステムなのです。

幼児期や少年期の水晶体はゲル状態で軟らかいため、毛様体筋のなすがまま、自在に厚みを変えることができます。つまり、ピント調節をスムーズに行うことができます。しかし、加齢とともにこの水晶体が変質して水分が減り、硬くなっていきます。すると、毛様体筋ががんばらないと、厚みを変えられなくなってきます。

一般的に、遠くの景色を眺めていて「目が疲れた」ということはありませんが、長時間本を読んだり、デスクワークをした後は、「目が疲れた」と感じます。

これは、長時間、目の中の筋肉（毛様体筋）に負担をかけていた、つまり筋肉ががんばっていたからです。

たとえてみれば、ずっとしゃがんで中腰で作業をしていたようなものです。

若い人だと、さっと立ち上がってスタスタと歩けますが、中年以降だと、立ち上がるのに「ヨッコラショ、あぁ足が痛い、腰が痛い」ということになります。目も同様です。

ただ、齢をとったからといって、目の中の筋肉自体が動かなくなることはありません。ところが、先に述べた通り、レンズの役割をしている「水晶体」が硬くなってしまうのです。

すると、次第に筋肉が一生懸命にがんばっても、水晶体の厚みを変えることができなくなります。これが老眼の正体です。

つまり、老眼とは「ピント調節力の低下」した状態なのです。

老眼の定義

ちなみに、二〇〇七年に発足した『老眼研究会』では、老眼（正式には老視と呼ぶ）を次のように定義しています。

加齢による調節幅の減退（Age-Related Loss of Accommdation）。すなわち、老視とは「見える範囲が狭くなった状態」のことをいう。老視は何らかの介入（治療や補助器具の使用など）が必要な疾患である。

「老眼」は齢をとれば誰もがなるものなのであり当たり前のこと、老眼鏡をかければよい。ということで、これまでは病気と考えられていませんでした。

しかし、一〇年ほど前から、老眼の治療法が登場したことにより、「老眼も病気のひとつと考えるべきでは」という議論が日本でも出てきました。つまり、老眼とは「ピント調節機能不全」という病気というわけです。

また、老眼研究会では老眼（老視）について、「医学的老視」と「臨床的老視」という二つの概念を設定して、それぞれに診断基準を定めています。

「医学的老視」と「臨床的老視」の二つを設定したのは、老眼を治療できるようになったからです。たとえば、第一章で紹介した患者さんのように、実際に遠くも近くもメガネなしで見えるようになると、患者さんは「老眼が治った！」と思うわけです。

しかし、それは次章で説明する多焦点の眼内レンズを目の中に埋め込んだり、その他の治療法の成果で「治った」と感じるものであり、目そのものが一〇歳代の頃に戻ったわけではありません。

また、六〇歳代の方が「私は老眼ではありません」とおっしゃる方がいます。

確かに、遠くの看板の文字もしっかり読めるし、近くの細かい文字もメガネなしで読むことができています。

詳しく目の検査をしてみると、片方の目が正視（遠くがきちんと見える正しい目）でした。けれども、やはり調節力は低下していて、近くにはピントが合いません。老眼の状態です。もう片方の目は、遠くはぼやけて見え、近くの本の文字がちょうど読める程度の近視の状態でした。要するに、「ガチャ目」と呼ばれる状態です。

このような方は長年、この目の状態になれていて、両目で見ると遠くも近くも見ることができています。後で紹介する「モノビジョン」という状態になっているのです。

つまりこの方は、片目ずつ調べれば、それぞれ調節力は低下していて「調節力機能不全」の状態、すなわち老眼なのですが、ふだんは両目で生活していますから、機能不全で困ることはなく、本人も「自分は老眼とは無縁」と思っているわけです。

このように、目の状態と本人の感じ方に差が生じるため、二つの診断基準を設けることになったわけです。

いずれにしても、老眼は、ご本人が不便と感じるか否かが、重要なポイントとなります。

「老眼鏡をかければいい。治療する必要はない」と考える方もいるでしょうし、「老眼なんて病気のうちに入らない」と思われる方もいるでしょう。

しかし、その一方で老眼鏡をかけたくない、あるいは使えない理由がある方もいます。

老眼とは、そんな個人差がある病気といえるかもしれません。

ただ、いずれにしても、治療の選択肢が増えたことはとてもよいことだと私は思います。

老眼とセットでやってくる白内障

さて、老眼世代にとっては馴染み深い（?）目の疾患として白内障があります。

この白内障は、俗に「しろそこひ」と呼ばれ、ひと昔前までは目が白濁した高齢の方をよく見かけたものです。

老眼と同様、白内障はとてもポピュラーな眼疾患ですが、放置しておくと失明に至ります。ただ、医療制度の整った現在の日本では、白内障による失明率は約三%、放置せず眼科を受診さえすれば、まず失明に至ることはありません。

ちなみに、世界的にみれば白内障は失明原因の第一位です。その理由は、世界人口の相当部分を占める途上国では、眼科がなかったり、眼科にかかることができないというケースが多いことにあります。

同時期に進行し、また症状が似ていることから混同されがちですが、白内障は老眼とは別の病気です。

白内障で最も多いのは加齢に伴う「加齢性白内障」です。

個人差はありますが、早い場合は四〇歳代から発症し、六〇歳代で七〇%、七〇歳代で九〇%、八〇歳以上になるとほぼ一〇〇%の人に白内障による視力低下が認められます。

確かに、どちらも加齢に伴う症状であり（ただし白内障は加齢以外の原因から発症することもあります）、老眼の治療を目的に私のクリニックに来院された患者さんの中にも、検査をしてみると白内障を併発しているケースが少なからずあります。

後述しますが、白内障は老眼と同様、水晶体の劣化（老化）によって発症します。老眼と白内障の違いは、簡単にいうなら老眼が水晶体の硬化による柔軟性の衰えであるのに対し、白内障は水晶体の白濁による透明性の低下といえます。

いずれにせよ、老眼と白内障はセットでやってくるといっていいでしょう。

白内障の自覚症状

白内障の自覚症状としては、次のようなものがあげられます。

- 視界が全体的にかすみ、二重、三重にぼやけて見える。
- 視力が低下する。
- 明るいところに出ると光をまぶしく感じ、見えにくくなる。

●老眼鏡をかけてもピントが合わない。

本来は透明な水晶体が濁ってくると、白くかすんでモヤがかかったような見え方になったり、赤や黄色の色素が沈着するため、視界全体が黄色やオレンジ色のフィルターを通して見ているようになったりします（図3参照）。

「まぶしい」、「かすんで見える」、「目がチカチカする」など症状は様々ですが、濁りが光を乱反射させるため、屋外でまぶしさを感じるようになります。

また、白い車などが見づらくなったり、動いているものも瞬時に認識できなくなったりします。

その他、昼間は黄色系の色が、夜間は青色系の色が周囲と同化してしまうため、認識できる色も限られてきます。

濁って黄ばんだ水晶体は、症状が進むと白く濁り、やがて肉眼でもはっきりわかるように黒目が真っ白くなります（図4参照）。

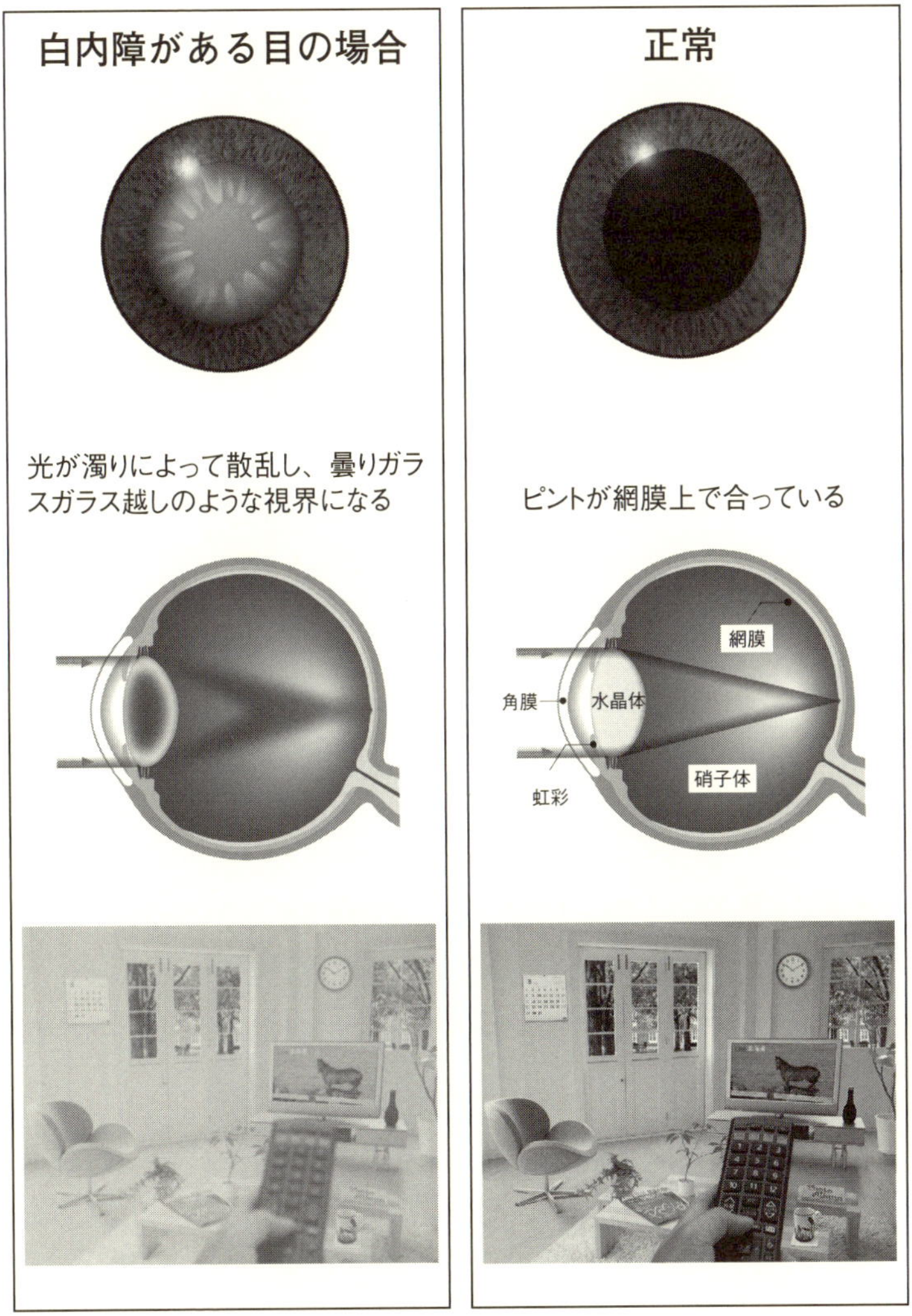
白内障がある目の場合
正常
光が濁りによって散乱し、曇りガラスガラス越しのような視界になる
ピントが網膜上で合っている
網膜
角膜
水晶体
硝子体
虹彩

図3　白内障の見え方

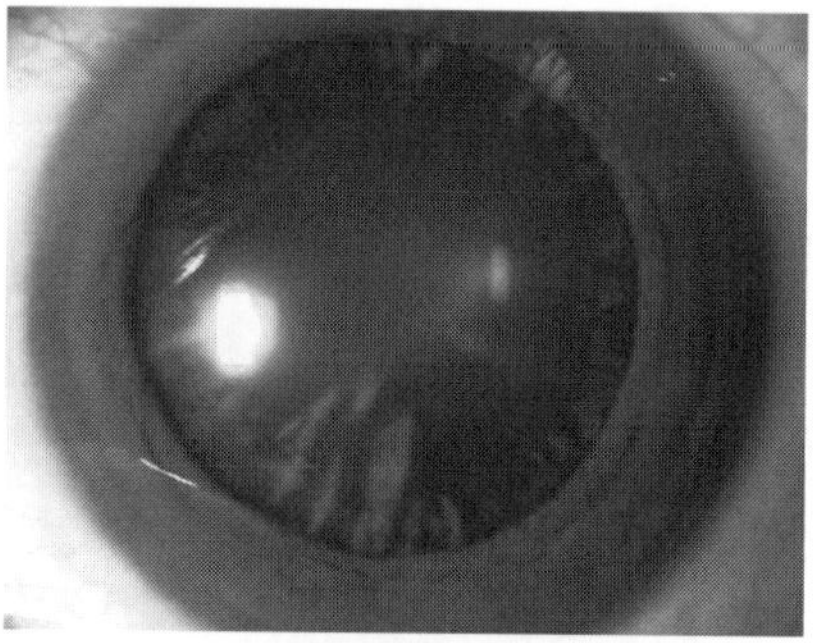

1　白内障初期の写真

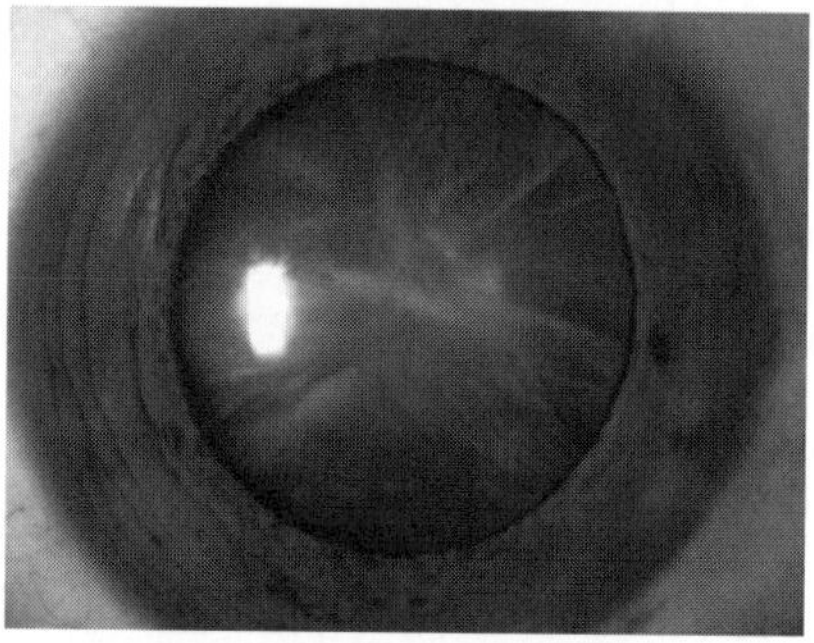

2　白内障中期の写真

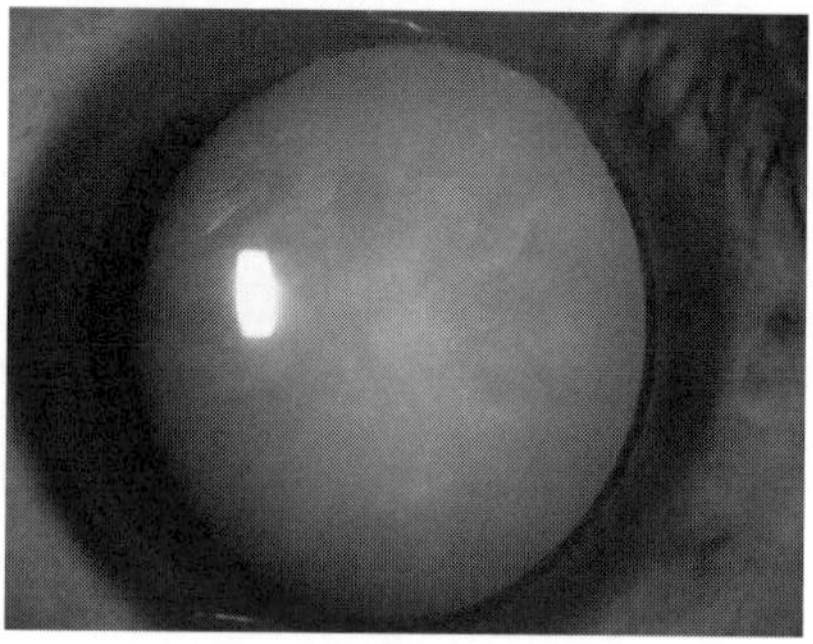

3　白内障末期の写真

図4　白内障の症状の例

なお、一度変性した水晶体を元の透明な状態に戻すことは、残念ながら今の技術ではできません。

一〇歳代の水晶体と、五〇歳代の水晶体を比べたら、明らかに透明度が違います。一般的な視力検査では、大きな変化はないかもしれません。

しかし、「コントラスト感度」とよばれる「明暗を見分ける能力」は明らかに衰えています。

たとえば、白い紙に黒の文字は、明暗がはっきりしていて、見やすいですね。では、グレーの紙に、それより少しだけ濃いグレーで書かれていたらどうでしょうか？　当然のことながら、見づらくなるはずです。

水晶体の透明度が低下すると、こうした明暗の差が少ないものを見分ける能力が低下してきます。

コントラスト感度は四〇歳代くらいから急激に感度が落ち始めます。目の網膜などの機能低下も少しは影響しているかもしれませんが、水晶体の透明度の低下による影響が大きいと考えられます。

この、コントラスト感度が低下してくると、検診で測る視力測定ではさほど影響が出なくても、薄暮時（夕暮れ時）になるとなんとなく見づらかったり、雨の日が見づらいなど、視力への影響が出てくるので、車の運転をされる方などは、特に注意が必要です。


私のクリニックに来院される患者さんの中に、

「これでは、かなり見えにくいでしょう？」

と聞くと、

「でも、生活に困るほど見えないわけではありません」

とおっしゃる方がけっこういます。


部屋の中でずっと電気をつけずにいると、夕方、暗くなっても気がつかないことがあります。少しずつ暗くなっていくので、だんだん目が慣れてしまうのです。

電気をつけてはじめて「あれ、こんなに暗くなっていたんだ」と気づきます。

あるいは、毎日見ている自分の子と違って、久しぶりに親戚や友人の子どもに会うと、以前に会った時よりもずいぶん大きくなっていて驚くことがありますが、それといっしょで、徐々に進んでいく白内障の変化は自分では気がつきにくいのです。

このように、本人が気づいていなくても、顕微鏡で見ると、四〇歳代から白内障の症状が出始めている人もいます。

白内障の原因

老化が進むと、水晶体は硬くなるだけでなく透明性も失われていき、少しずつ白黄色に変色していきます。

そして、光がうまく通過できなくなるのが「白内障」という病気です。

既述した通り、白内障になる最大の原因は、老化です。

ただ、その他の要因、アトピー性皮膚炎やステロイド剤の副作用、糖尿病による代謝障害、目の外傷、などによって白内障になる場合もあります。また、近視の人は白内障に早くなりやすい傾向があります。

なぜ老眼や白内障になるのか?

ところで、なぜ水晶体は硬くなったり、変色してしまうのでしょう?

繰り返すようですが、老眼や白内障の原因は加齢です。

加齢のメカニズムについてはさまざまな研究がなされていますが、その中でも加齢の引き金となる大きな要因と考えられているのが、活性酸素による酸化です。

活性酸素により、他器官の細胞と同様、目の細胞も酸化され、変性していきます。

そして、目において、活性酸素を増やす要因となるのが「紫外線」です。

水晶体は光を集めて、目の奥のフィルムの役目をしている網膜に外界の映像を届けています。

目の奥にある網膜は脳の一部のような神経線維でできています。ここに異常が起こると危険です。そのため、不要な紫外線を水晶体はブロックし、網膜を紫外線から護っているのかもしれません。

しかし、長い年月、紫外線をブロックし続けた水晶体は、柔軟性が失われ、硬くなって、やがて白濁し、さらに黄ばんでいきます。

太陽の日差しを浴び続けると、皮膚の細胞が傷ついていくのと同じようなことです。

紫外線の強い地域や、紫外線を浴びる職業の人は、早く白内障になりやすいことも報告されています。

水晶体の変化は、よく卵の白身に例えられます。

タンパク質のかたまりである卵は、ゆでたり焼いたりすると固まって生卵のときは透明だった白身が白く濁ってきて、次第に硬くなります。

熱を加えるだけでなく、泡立て器で泡立てても白身は白くなります。

水晶体のタンパク質も、熱や外的な刺激を受けることによって、卵と同じような変化を起こすのです。

誰も避けることができない老眼と白内障

ご存じのように、人間の身体は三七兆個という膨大な数の細胞によって構成されています。もちろん、「目」だってそうです。

そして、加齢に伴って細胞の機能は低下し、やがて死を迎えます。

老眼や白内障は、つまるところ目を構成する細胞の老化（エイジング）であり、私たちが死に至るまでの通常のプロセスの中に位置付けられ、ごく自然な現象ということができます。

そして、それ故に老眼は「治らない」とされていたわけです。

「自分は老眼ではない」と言われる方が時々いらっしゃいます。

また、ご年齢の割には、遠くも近くもある程度見える超人的な方もいらっしゃいます。

先に述べた通り、目がもともと、ちょうどいいモノビジョン（ガチャ目）の状態で、左右の画像を無意識に使い分けている例は珍しくありません。

一方で、なぜ高齢なのに、遠くも近くも見えているのか、わからない例が時々あります。

ひとつの仮説として、軽い近視や乱視があるけれどメガネがきらいで、メガネなしでずっと生活されてきた方は、脳の画像補正機能が鍛えられていて、老眼症状が出にくいのではないか、という説があります。


また、私の診療での印象ですが、見た目が年齢より若く見える方、快活で若々しい方は、老眼の進行が遅いように感じます。

そして、医学的な調査報告としては、男性よりも女性のほうが老眼が遅い、たばこを吸う人の方が早く老眼になりやすい、というデータがあります。


高齢の方で「自分はまだ白内障ではない。よく見えている」とおっしゃる方がいます。でも、たいていは白内障の初期段階に入っています。

かなり透明度が低下していても、徐々に進んできたため、ご自身では気づかないケースが多いようです。

そのような方は、片方の目の手術をしたあと、左右の見え方の違いに驚かれます。

「手術はまだいい。見えているから」とおっしゃっていた方も、片方の目の手術を受けた後は、

「先生、手術した方の目と、してない方の目では、ぜんぜん違います。見えていると思っていましたが、見えていなかったのですね。先生のお話しされていたことがようやくわかりました。もう片方の目も早く手術してください！」

とおっしゃることがよくあります。

老眼が出始める齢になれば、若い人の水晶体の透明度とは異なります。

白内障と診断されなくても、多かれ少なかれ、水晶体の透明度は低下してきているのです。

第三章

老眼初期の治療

治療は眼科医としっかり話し合って決める

ひと口に老眼といっても、その進行度、近視、遠視、乱視、白内障の有無などによって、最適と考えられる治療は異なってきます。

また、自分のライフスタイル、つまり仕事や趣味で長時間近くのもの、あるいは遠くのものを見るといった生活のパターンによっても、治療は異なります。

さらにいえば、コストも治療の選択に影響するでしょう。

いずれにしても、現在の目の状態、術後の生活スタイル、費用といった要素を総合的に考えて、最も自分に適した治療、自分の希望に合った見え方にするための治療を選択することが大切です。

そして、そのためには、実際の治療に先立って、担当医としっかりコミュニケーションをとるべきです。

眼科医は、いうならばあなたの目を最適な状態にするためのコンサルタントだと思ってください。

実際、私のクリニックでは治療を決める前に、詳しい検査によって目の状態を把握した上で、患者さんの希望を入念に聞くようにしています。

患者さんに、治療を受けてよかったと満足していただくためには、この事前のコンサルテーションが、実は非常に重要なのです。


さて、老眼の治療にはいろいろな方法がありますが、大きく分類すると次にあげる三つになります。

① レーシック
② 角膜インレイ
③ 眼内レンズ

このうち、①のレーシックとは、角膜にレーザーを照射し、カーブを変化させることによって視力を矯正するという治療法です。

つまり、メガネ（遠近両用は含まない）やコンタクトレンズを使用している人が、裸眼（メガネやコンタクトレンズを付けない状態）で同じように見えるようにする治療です。

レーシックによる老眼の治療としては、モノビジョン・レーシック、マルチゾーン・レーシックが代表的なものです。

ただ、マルチゾーン・レーシックは、最近ではあまり採用されなくなっています。

②の角膜インレイは、角膜に薄いリングやレンズを装着することによって、老眼を矯正する治療法です。

なお、①と②はともに角膜を対象とした手術であり、加齢による水晶体の硬化や混濁が原因である老眼や白内障を根本的に治すことはできません。

したがって、初期の老眼で、白内障を発症していないことが前提となる治療法です。進行した老眼や、白内障が始まっている場合には、次章で解説する眼内レンズを使った手術が選択肢となります。

以下、老眼初期の代表的な治療法について述べていきます。

モノビジョン・レーシック

モノビジョン・レーシックは、片目は遠くにピントを合わせて、もう一方の目は近くにピントを合わせる。つまり、意図的に左右の目の視力に差をつけて、遠近両用の目にする治療です。

「モノビジョン」の「モノ」とは「一つの」という意味で、左右の目で遠近を見る役割を分担します。

なお、モノビジョンの基本は、利き目のピントを遠くに合わせ、利き目ではない方の目のピントを近くに合わせます。

この方法は、コンタクトレンズにも応用できます。

モノビジョンの説明をすると、「それって、ガチャ目のことじゃないですか」と患者さんからよく言われますが、その通り、わざと「ガチャ目」にするのです。

ガチャ目は、悪い目のように思われがちですが、あながちそうでもありません。

差がありすぎると問題ですが、大人の場合、少しの差であれば脳がその見え方に順応し、その結果「遠くも近くも見える」という老眼でない状態になれるわけです（図

5参照)。

お子さんで、もし左右の視力に差がある場合はきちんと検査をして、場合によっては治療をしないと、斜視になってしまったり、片目の視力を失ってしまうこともあるので注意が必要です。

大人の場合は、脳が対応できる範囲の差であれば大丈夫です。度数でいうと、だいたい二・〇D（ジオプター）くらいまでといわれています。

コンタクトレンズでモノビジョンに慣れている場合、そのままコンタクトレンズを使用していてもかまいませんが、レーシック治療をすればコンタクトレンズを装着する必要がなくなり、日常生活をさらに快適にすることができます（17頁荒井さんの感想参照)。

ちなみに、このモノビジョン・レーシックは、欧米では広く採用され、一般的な老眼治療となっています。

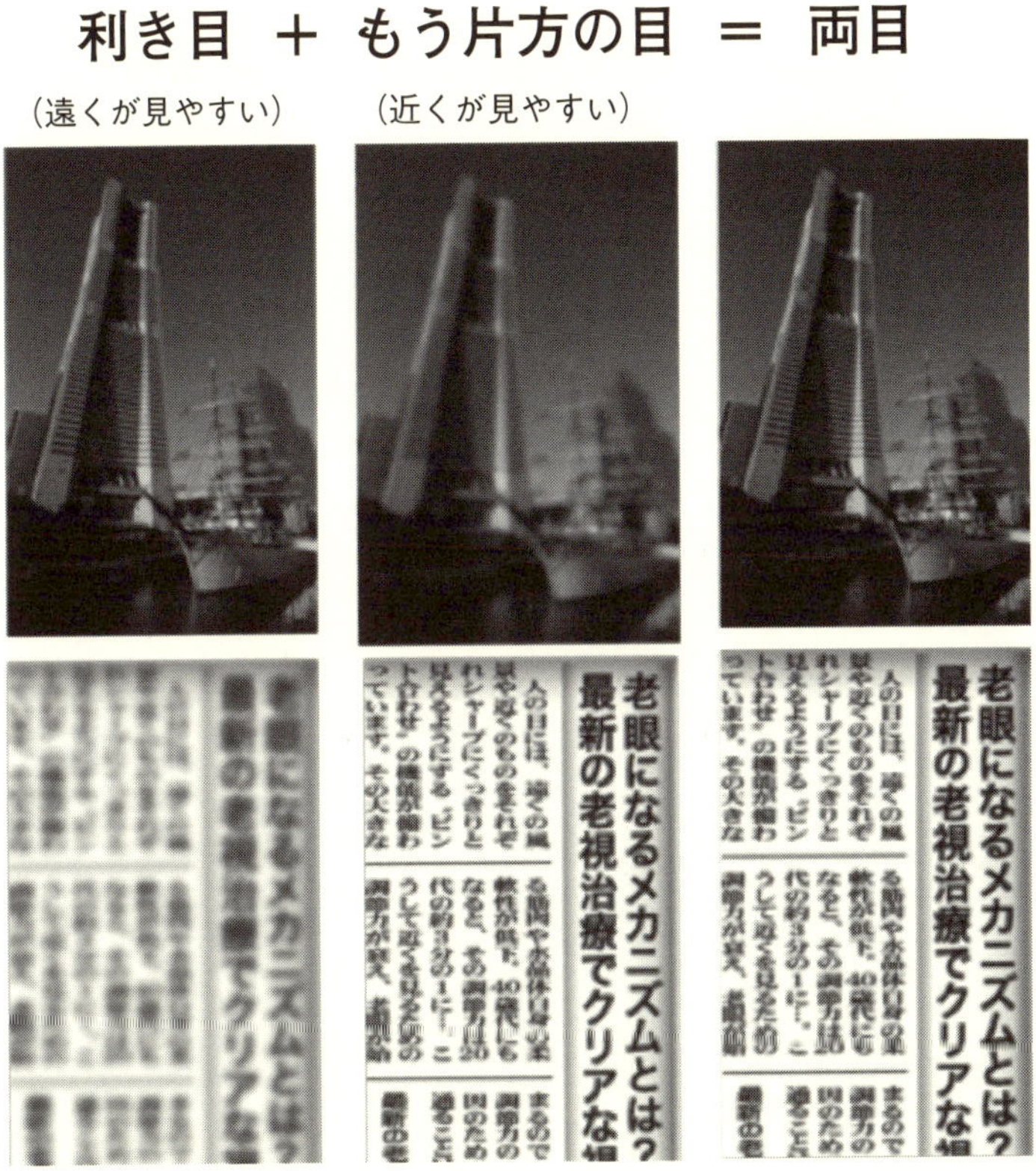

図5　モノビジョンの見え方の例

ただし、モノビジョンでは、遠くの対象と近くの対象を、それぞれ片目で見ていることになるので、どちらか片方の目に負担がかかりやすい長時間のドライブやデスクワークなどでは目が疲れやすく、メガネをサポート的に使用した方がよい場合があります。

したがって、遠く、あるいは近くを集中して見る職業の人には適さないことがあります。

その他、左右の目の視力が違う状態の見え方に慣れるまで一～三カ月かかる場合がある、一時的にドライアイの症状が出る場合がある、また両目とも視力が良い状態や老眼鏡を使用した時に比べると見え方の「質」が若干下がる場合がある、といったデメリットも知っておいた方がいいでしょう。

マルチゾーン・レーシック

マルチゾーン・レーシックは、遠視の人だけを対象とした老眼治療です。

角膜の周辺部は遠方に、角膜中心部は近方にピントが合うようにエキシマレーザーを照射して、遠近どちらも見えるようにする治療法です（図6参照）。

この治療では、弱い老眼鏡くらいの効果が得られると報告されています。
ただ、マルチゾーン・レーシックは、人によって遠近両用の効果が十分に発揮されない場合があります。

また、この方法の場合、遠近両用のコンタクトレンズが市販されているのですが、その見え方に近くなるため、手術前に一カ月程度使用してみて、希望の見え方かどうか、というシミュレーションができます。

なお、マルチゾーン・レーシックのデメリットとしては、視力が安定するまで一～三カ月かかる、ドライアイの症状が出る場合がある、瞳孔が小さい人は遠近両用の機能が十分に発揮されない場合がある、細かい文字を見る時は老眼鏡が必要になる、見え方に慣れない、ぼやける、疲れる、といった点があげられます。

レーシックによる老眼対応プログラムとして可能な治療法ですが、術後の見え方には個人差が大きく、現在私のクリニックでは行っておりません。

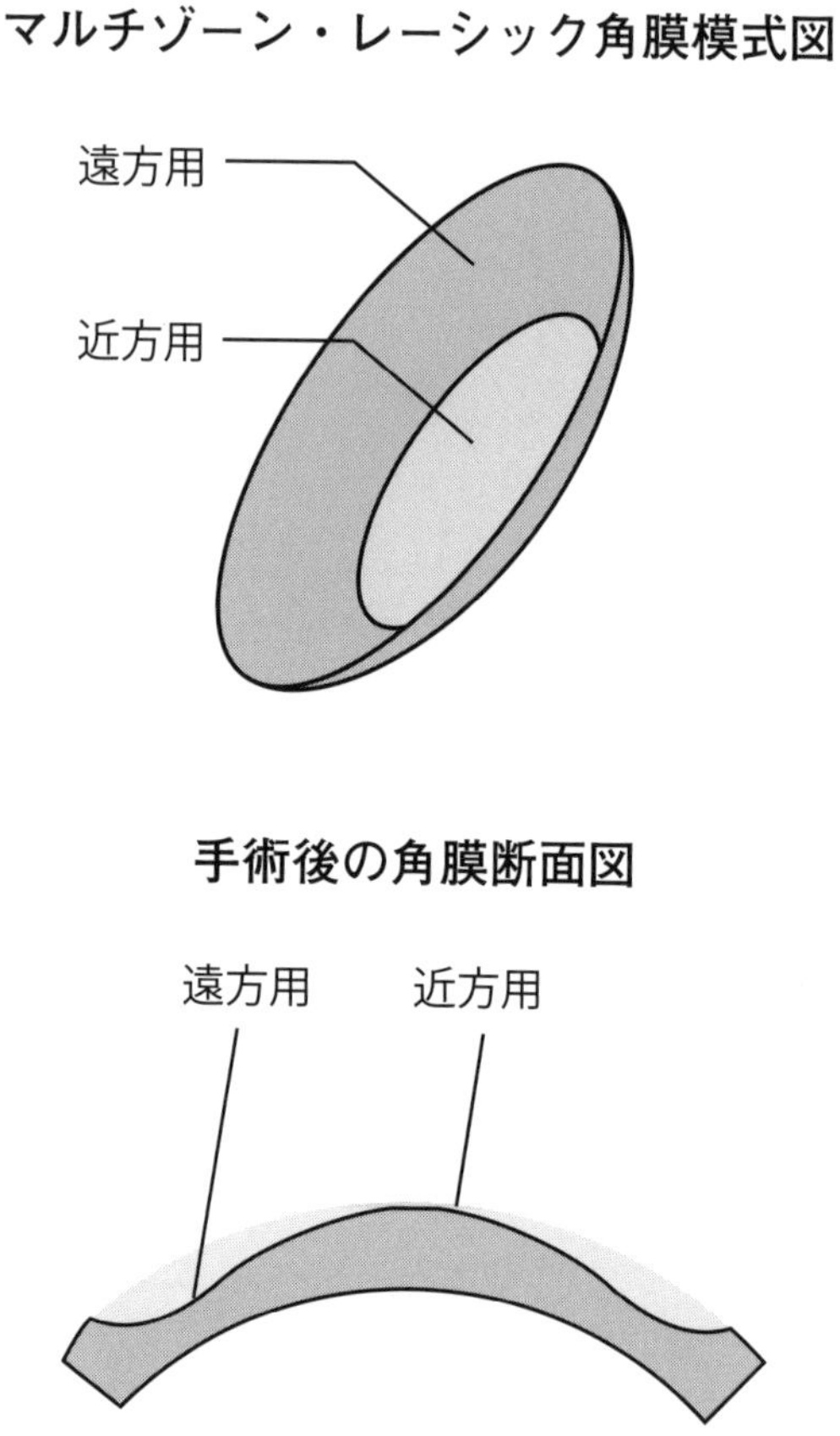

図6　マルチゾーン・レーシック

老眼リング（KAMRA®）を使った治療

「老眼リング」を使った治療は、六年ほど前から日本にも導入されました。

この治療では、直径三・八ミリ、厚さ約五ミクロン（一般的な紙の厚さの約一〇分の一）、真ん中に直径一・六ミリの穴が開いた極薄で黒いリングのシートを、黒目の角膜の中に装着します。

このリングは、アキュフォーカス社が開発したＫＡＭＲＡ®という製品ですが、目に入る光が小さな穴を通すことにより、細くてまっすぐな光となり、遠くにも近くにもピントが合いやすくなります。

携帯電話が普及するひと昔前まで広く使われていたテレフォンカードに開いた穴のような小さな穴からのぞいてみると、近視の人はメガネがなくても遠くが見え、老眼の人は老眼鏡がなくても文字がよく読めるはずです。

小さな穴を通すことによって光が細くなると、ピントの合う距離が長くなります。これを「ピンホール効果」といいます。

カメラに詳しい方であれば、すぐに思いあたるはずです。

カメラの絞りを絞って光が入ってくる穴を狭くするとピントの深度が広がり、遠くも近くも全体にピントが合います。

逆に絞りを広げると光が大きな穴に入るため、一点にピントを合わせるとその前後がぼやけます。

老眼リングは、このピンホール効果の原理を応用しています（図7参照）。

なお、絞りを小さくすると、入ってくる光の量が減るのでやや暗くなります（ＫＡＭＲＡ®の場合は一〇％ほど暗くなる）。

しかし、人間の目はよくできていて、暗くなった分だけ網膜が感度を上げるため、実際には暗く感じません。

ただ、うす暗い所では網膜も対応しきれないため、少し暗く感じたり、画像が明瞭でなくなることがあります。

そのため、老眼リングは利き目でない方の片目だけに用いるのが基本です。つまり、利き目の方に画像があるため、両目で見ると暗く感じることはありません。

ＫＡＭＲＡ®は、二〇〇五年三月に老眼治療に使う製品としてヨーロッパのＣＥマーク（すべてのＥＵ加盟国の基準を満たす商品に付けられるマーク）を取得し、二〇一五年四月にはアメリカのＦＤＡ（日本の厚生労働省のような機関）から老眼治療の手術方法として認可されました。

ＫＡＭＲＡ®は、カーボンブラック（炭）で黒く染色したフッ素ポリビニリデンでできています。シートには、目に見えないほどの小さな穴が無数に開けられていますが、これは角膜から老廃物を排出したり、角膜が栄養を吸収するのを妨げないようにするためです。

このリングを角膜に入れると、新聞の活字ほどの大きさの文字が裸眼で読めるようになります。

また、買い物などで値段や商札などの細かい文字がさっと読めるようになります。子育て中の主婦の患者さんは、「離れた場所の子どものことをみながら、料理をする時の手元が見えて、レシピも読めるので、とても便利です」と話されていました。

ただ、モノビジョンと同様、片方の目で近くを見ているといった状態なので、長時間

KAMRA®の直径はわずか3.8ミリ。右はコンタクトレンズ

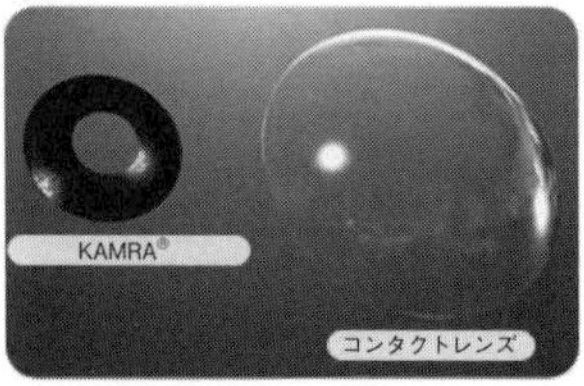

目に挿入した状態

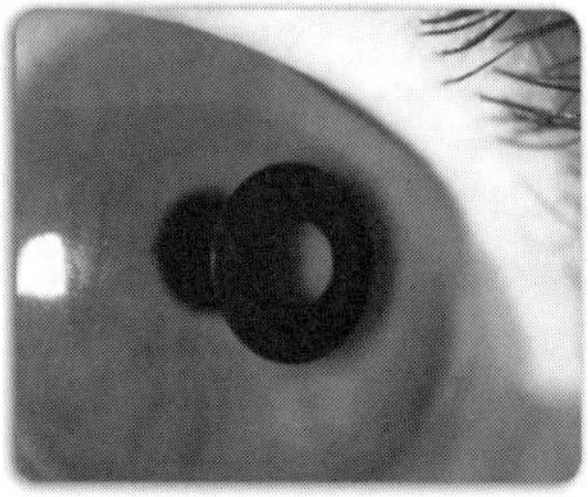

ピンホール効果

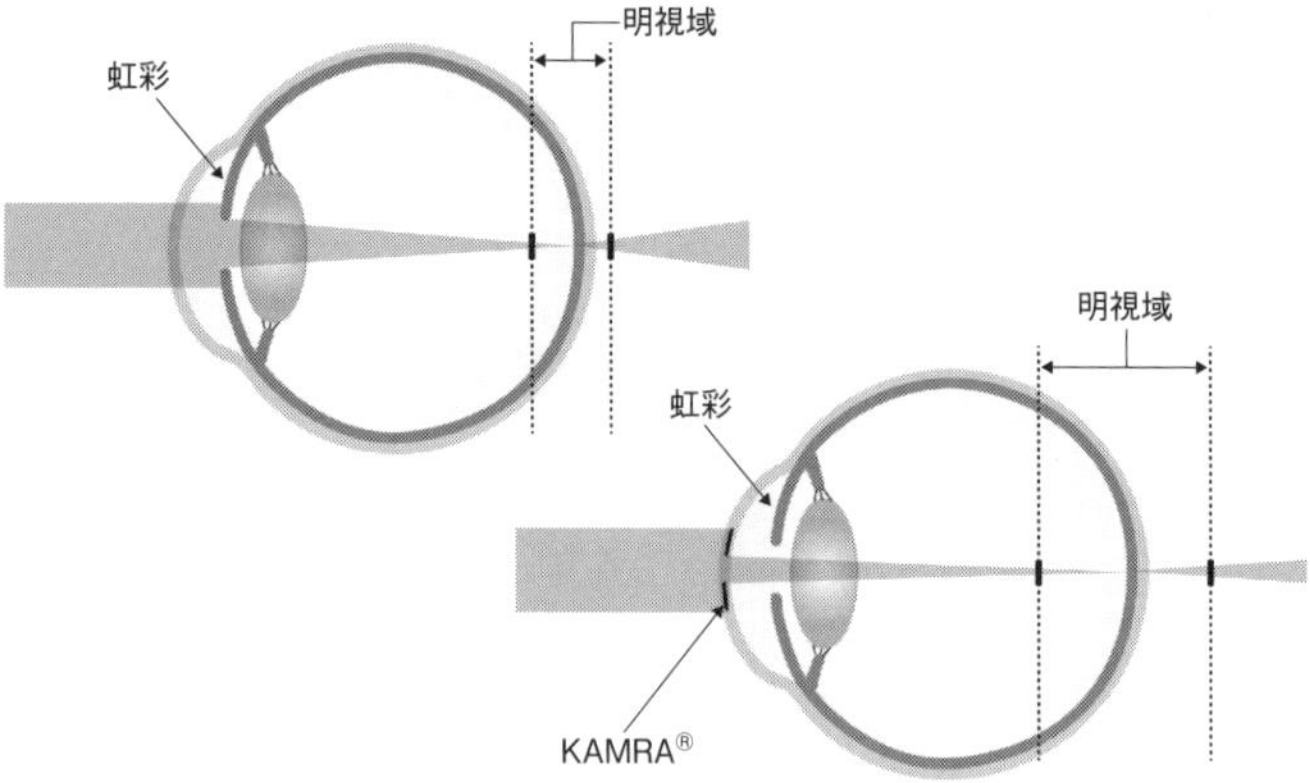

図7　KAMRA® とピンホール効果

の読書やパソコンを見続ける作業では、老眼鏡が必要になる場合があります。

手術は、近視や遠視、乱視がある場合は、レーシック治療と同時に行います。そうした症状がない人であれば、利き目でない方の目の角膜にレーザーでポケットをつくって、そこにリングを挿入します（図8参照）。

手術時間は約一〇分～一五分程度です。

手術後は一時的にドライアイの症状や、夜間の光のぎらつき、にじみが出ることがありますが、時間の経過とともに落ち着いてきます。また、リングによる異物感はありませんが、見え方に慣れるまで、一般的には三～六カ月かかります。

なお、手術後、どうしてもこの見え方に慣れないという人もいますが、その場合は取り出すことができます。

ちなみに、私のクリニックにもこの老眼リングの治療を受けて、「メガネなしで遠く

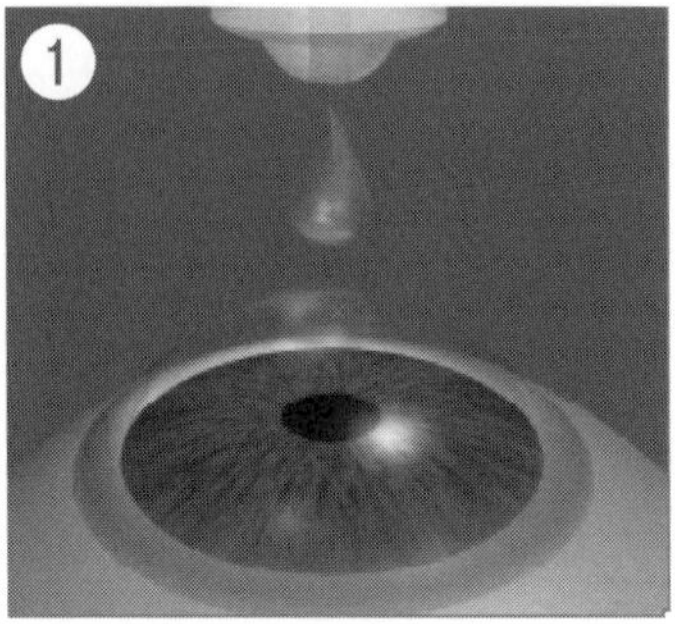

瞳孔を縮める目薬と麻酔を点眼します。

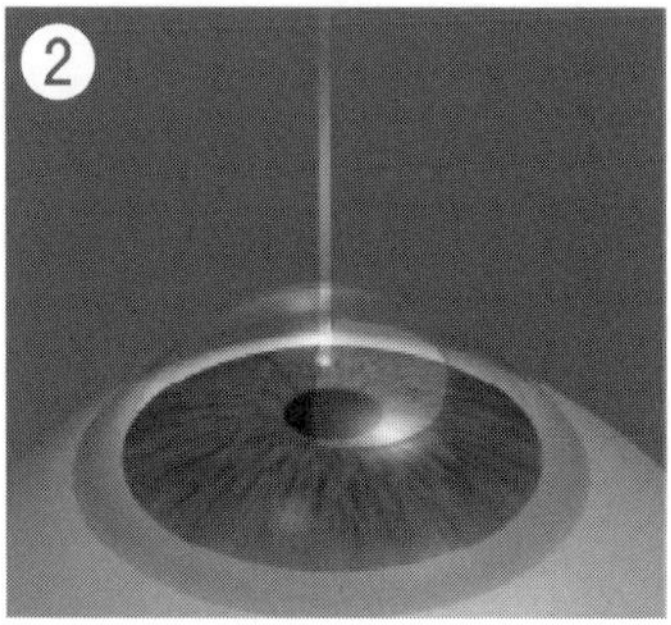

イントラレースレーザーで角膜内を切開し、ポケットを作成します。

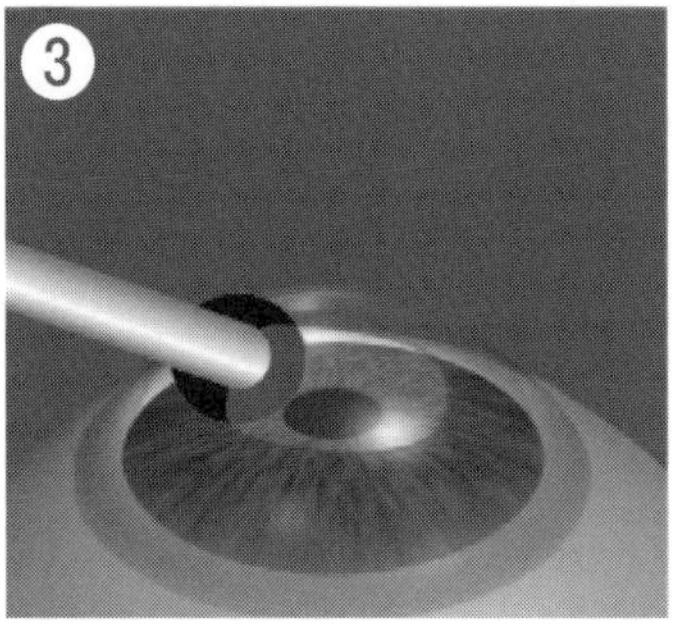

ポケットにリングを挿入します。

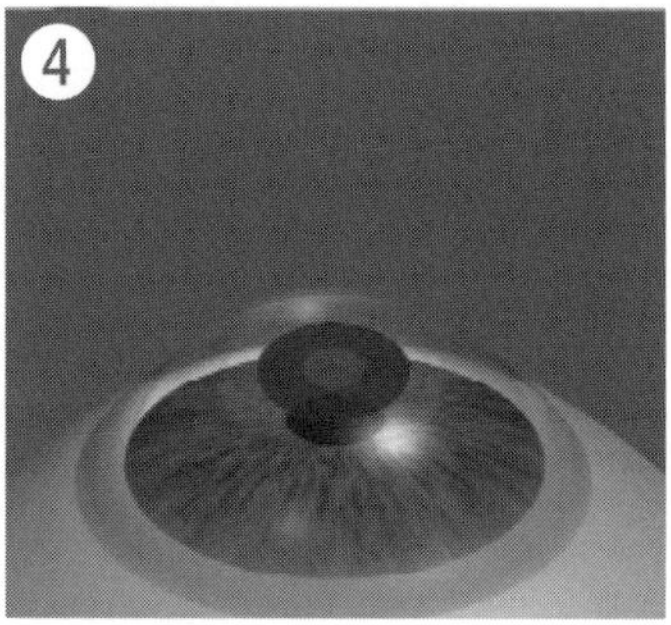

角膜をきれいに整えて終了です。回復室で10分間休憩を取ります。

図8　老眼リング「KAMRA®」の手術方法

も近くも見える。最高！」と喜んでいる女性スタッフがいます。それだけでなく、彼女の紹介で手術した方もとても喜んでいます。

ただ、その一方で、どうしても合わないといってリングを取り出した人もいます。何がその違いなのか、この治療では術前に確実に判断できないという問題点があります。

そのため、この治療法を選ぶかどうかは、かなり慎重に考えています。

第一章でも篠山さんの体験談を紹介しましたが、参考までにもうおひとり、老眼リング「ＫＡＭＲＡ®」を使って老眼を治した宮田雅美さん（手術当時五一歳）の感想を紹介しておきます。

宮田雅美さんは、ライターとして雑誌などの仕事をされていました。数年前から近くのものが見づらくなったということでした。仕事をする時には老眼鏡を使用されていましたが、かなり苦労をされていて、私のクリニックにいらっしゃいました。

ふだんメガネは使われていませんでしたが、乱視が少しあったので、老眼リングの挿入と同時に乱視もきれいに治しました。

手術後はとても喜んでいただき、しばらくたって、老眼治療をテーマとした雑誌の記事の取材にもいらしていただきました。

何の制限もなく自由に見えることのすばらしさ

老眼になって人生で初めてメガネをかけるようになり、とても面倒を感じていました。とくに仕事の時は、手元の資料を読むのに老眼鏡をかけ、目を上げてパソコンを見る時には外す、という繰り返しだったので、そのわずらわしさに辟易していました。

そんな時、老眼リングという手術があることを知ったのです。それまで目の手術など考えたこともなかったので迷いましたが、思いきって受けることにしました。

手術直後の見え方は、正直、予想以上にぼやけていて驚きました。もともと近眼はなく、視力も極度に悪かったわけではないせいか、視野全体がぼやけて薄暗く、水の中にいるような見え方に、「これで大丈夫なのか…」と心配したものです。

ですが、毎日、薄皮をはがすように見えるようになっていって、一カ月後にはクリアーに。夜の灯りのまぶしさも、すぐに慣れました。

それより何より、念願のメガネフリーの生活になったことが、嬉しくてしかたありません。パソコンやスマートフォン、本、新聞など、とにかく、いつでもどこでもメガネをかけずに文字を読めるということは本当に快適です。

それまでは、電車内では老眼鏡をかけたくなくて本もスマフォも諦めていたのですが、今なら大丈夫。細かい文字もかなり読めますし、もちろん遠くの文字や人の顔も見えます。やはり、目から入る情報はとても大事だと思います。年を重ねていくのに、何の制限もないことを非常に幸せだと思っています。

今、手術から五年たちましたが、とくに老眼が進んだ感じはありません。

長時間のパソコン作業や細かい文字を読む時は老眼鏡をかけることもありますが、かけ過ぎないように気をつけています。目が楽をすると、裸眼に戻った時にピントが合いづらくなるので、甘やかさないことも大事だと感じています。

現在、生活のほとんどのシーンでメガネフリーです。いくつになっても視覚情報を自由に取り入れられることが、脳のアンチエイジングにもつながっていくのだろうと感じています。

レインドロップを使った治療

「レインドロップ」も、老眼リングと同じように黒目の角膜に、小さくて薄い透明なプレート状のレンズを入れる治療法です。

レインドロップは、直径二ミリ、厚さはわずか〇・〇三ミリです。角膜の中に装着すると角膜の形状がわずかに変わり、真ん中が少し盛り上がって凸レンズのように形状が変化するので、近くの文字が見やすくなります。

老眼リング同様、この治療を施すと、新聞やメニュー、値札などの文字が裸眼で読めるようになります。

ただ、その効果には個人差があり、もっと小さな文字などを見る時は、老眼鏡が必要になる場合もあります。


レインドロップは、アメリカのリヴィジョン・オプティクス社が開発した老眼治療に使用する製品であり、材質は含水率七七％のハイドロゲル製です。

透明なので、術後の見た目は手術前と変わりません。手術時間は約二〇分程度です。


近視、遠視、乱視などがある場合にはまずレーシックで矯正し、その後で利き目でない方の目にレインドロップを装着します（図9参照）。

手術した直後は左右の目の見え方が違って違和感を覚えることがありますが、一般的に三カ月ほど経つと両目で自然に見えるようになるといわれています。

レインドロップも、老眼リングと同様に片目を遠近両用にするため、近くの対象は片

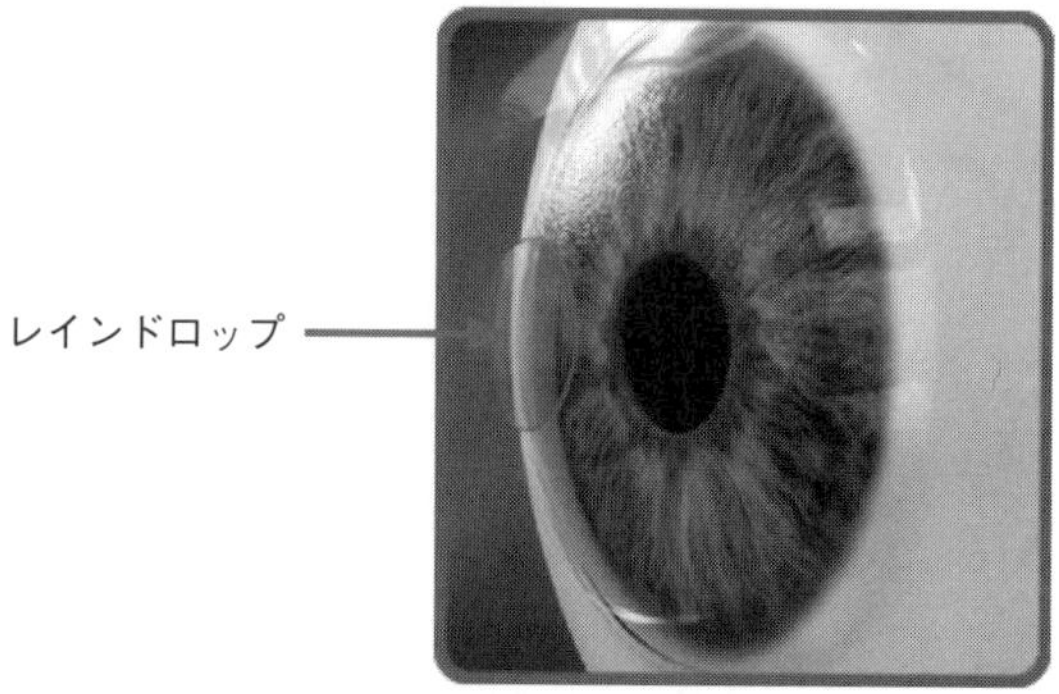

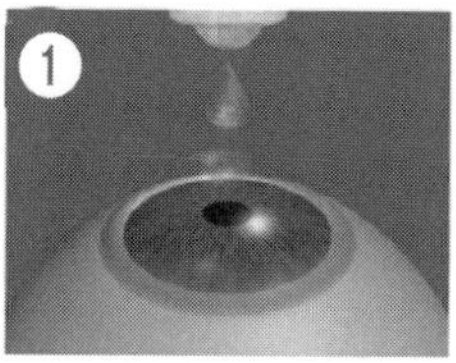

ベッドに横になり、麻酔を点眼します。

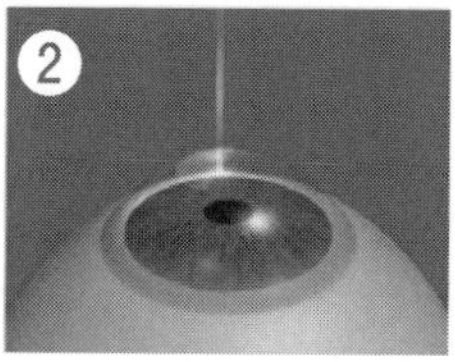

イントラレースレーザーで、フラップを作成します。照射時間は、片眼約15秒です。

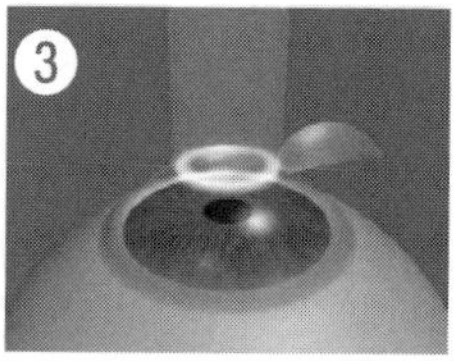

フラップをめくってエキシマレーザーを照射し、近視・遠視・乱視を矯正します。照射時間は矯正度数によって変わります。

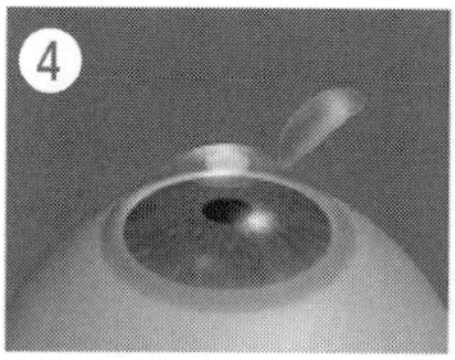

フラップを戻す前に、利き目ではない方の目にレインドロップを乗せます。

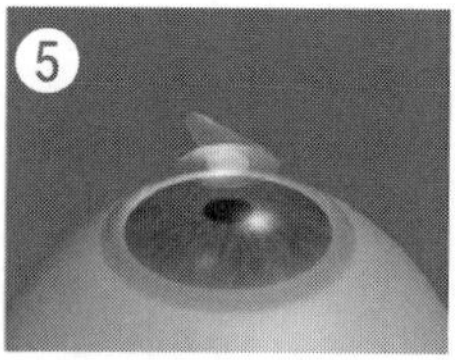

レインドロップを挟み込むようにフラップを戻し、角膜をきれいに整えます。

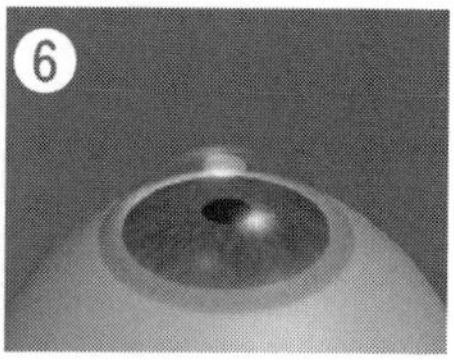

フラップを自然に定着させます。診察後、回復室で約10分間休憩を取って終了です。

図9　レインドロップの手術方法

方の目で見ていることになります。したがって、長時間近くを見続ける時や、とても小さな文字を読むような時などは、老眼鏡を使用した方がよい場合があります。

その他、一時的にドライアイの症状がでる場合があります。また、見え方のクリアさは落ちる傾向があります。

なお、どうしても見え方に慣れないという人もいますが、そのような場合にはレインドロップを摘出できます。この方法もマルチゾーン・レーシックと同様に、遠近両用コンタクトレンズの見え方に近いので、術前にシミュレーションが可能です。

自分に合った治療を選択する

本章では、現在実際に行われている様々な老眼治療を紹介してきましたが、これらの老眼治療は、老眼鏡を使いたくない人にとって画期的なものです。

ただ、どんなに時代の最先端をいく医療技術をもってしても、目の良い若者と同じようにすべてをクリアに見えるようにすることは無理です。

したがって、これらの治療をしたからといって、何でも見えていた若い頃のような状態に戻せるわけではありません。あくまで対症療法としての治療であるということを頭に入れておいてください。

本章で解説した老眼治療は、基本的に老眼初期、そして「白内障のない人」を対象としたものです。

ですから、比較的若い世代、四〇歳代から五〇歳代に適しています。

白内障は、水晶体の混濁が原因であることから、ここまで述べてきたような角膜を対象とした治療では治すことができません。

もし、白内障の症状が出ている場合には、次章で解説する「遠近両用の多焦点眼内レンズ」を使った治療が選択肢となります。

私は、すでに白内障が始まっている方には、迷うことなく「多焦点眼内レンズ」が選択肢としてベストだと申し上げています。

さて、老眼リングを使った治療のところで述べたように、治療後の見え方の満足度は人により異なり、どの治療法がベストなのかは、ひとり一人違います。

たとえば、山歩きやゴルフなどを趣味として屋外で過ごすことが多いアウトドア派の人と、室内で読書をしたり手作業をするのが好きなインドア派の人とでは、頻繁に見るモノ、あるいは見たいモノが異なります。

先に述べたように、目の治療において重要なのは、手術後にどんなライフスタイルで過ごしたいのか、何がいちばん見たいのか、できるだけ具体的かつ明確に医師に伝えることです。お金を払って治療を受けるわけですから、遠慮することはありません。

そして、私たち医師に与えられたミッションは、患者さんのひとり一人が望む治療後の生活のあり方をよく聞いて、日常生活を快適に過ごせるように目を治療することです。

「ケータイの文字をメガネをかけずに読めるようになりたい」
「メガネをかけずにスポーツがしたい」
「長距離運送のドライバーなので、できるだけ遠くが見えるようにしたい」

患者さんの生活は本当に様々であり、当然のことながらどのような目にしたいかという希望も様々です。

また、同じ視力が実現していても、その感じ方は人により異なります。「遠くも近くもメガネなしでよく見えて快適です」と感じる方もいれば、「メガネで見ていた方がクリアだった」とおっしゃる方もいます。

この違いを手術前に見極めるのはとても難しいのですが、手術前の目の状態や、あるいは性格的なこと、治療に対する期待度など、様々な要素が影響しているように感じます。そのあたりをお話ししながら、患者さんといっしょにベストな治療を見極めていく作業が、老眼治療においてはとても重要です。

私のクリニックでは、治療後の見え方が満足できるように、手術前の診察では趣味から日常の生活パターンまで、あらゆることをできる限り詳しく、かつ具体的に聞かせてもらうようにしています。

目の状態によっても選択する治療は異なる

私のクリニックにいらっしゃる方は、もともと目が良くてメガネに慣れていないために、老眼鏡が使いづらいという方。その一方で、もともと目が悪くて強い近視や乱視があり、コンタクトレンズやメガネを使用しているが、そこに老眼が加わって非常に困っているという方など、目の状態は千差万別です。

白内障がまだなく、遠くを見る視力は一・〇以上あるが、近くが見づらくなってきた、という方には、私はまずは第一の選択肢として「モノビジョン・レーシック」をお勧めしています。この治療は、事前にどんな見え方になるのかシミュレーションが可能であると同時に、レーシックというリスクの少ない手術で解決できるからです。

多くの場合片方の目（利き目ではない方）の手術ですみます。

角膜インレイ治療（老眼リングやレインドロップを使った治療）なども同様に、初期老眼治療の選択肢の中に入ります。先程のモノビジョンをテストしてみて、両目の左右差がどうしても慣れそうにない方が対象になります。これらは、現状の老眼を少しでも軽くしたい、でも本格的な手術にはちょっと抵抗がある、という方に向いています。
完全に老眼を治す、というよりも、「人前で老眼鏡を出さなくてもよい」程度の治療といえます。

もし、初期老眼でも遠視や近視が強く、普段から眼鏡やコンタクトレンズがないと生活が困るような方には、「多焦点眼内レンズ」を使った治療という選択もあります。
遠くの見え方が劇的に変わるため、満足度はとても高い治療です。費用はかかりますが、一生モノなので、あまり費用面で問題になった事はありません。

ちなみに、現在、私のクリニックに「老眼を治したい」といって来院された患者さんの手術の内訳は、七五％が多焦点眼内レンズ、二三％がモノビジョン・レーシック、二％が角膜インレイとなっています。

老眼鏡を使う際の注意点

本書は老眼鏡をかけないで生活をしたいという方々に向けて、老眼治療の実際について述べたものです。

ただ、老眼鏡を使うことにまったく抵抗がない方や、軽い近視でメガネを使用されていて、手元の細かいものを見る時にはメガネをちょっと外せばよく見えるという方は、そのままのスタイルがベストかもしれません。

また、中には「老眼鏡」がいちばん、という人もいるかもしれません。

私のクリニックには「老眼鏡を使わないで生活したい」という希望で受診される患者さんがほとんどですが、従来通り老眼鏡を使うという方法も治療の選択肢のひとつに違いありません。


ただし、目は非常に繊細な器官です。したがって、治療と同様、メガネも本当に自分に合ったものを選ぶ必要があります。

そして、本当に自分に合ったメガネを選ぶには、眼科医の診察が不可欠です。眼科での診察を受けずに適当なものを選んだ場合、メガネをかけることによってかえって目の状態を悪くすることが往々にしてあります。

ひとつ例をあげてみましょう。

私のクリニックに来院された四〇歳代に入ったばかりの患者さんの例です。

「最近、目が疲れます。その上、仕事で書類を見ようとすると、ピントがなかなか合わないんです。もう老眼鏡が必要でしょうか?」

と初診時に訴えられました。

この患者さんは近視でメガネをされていましたが、検査をしてみると、そのメガネは二・〇まで見えるように矯正されたものでした。

これでは、近くを見るのに負担がかかるのは当然です。

「もう少し弱いメガネをつくりましょう。仕事中は新しくつくった弱めのメガネを使って、今のメガネは車を運転する時やゴルフをする時に使ってください」

とアドバイスしました。

若い頃につくったメガネが「よく見えるからいいメガネだ」と思い込んで、ずっとそれを使っていると、この患者さんのようになることがよくあります。

メガネは、年齢やライフスタイルに合った調整が必要です。

たとえば、デスクワーク用には度を少し弱めたメガネを使う。あるいは、弱い累進の度数を入れたメガネをつくることです。

「累進の度数を入れる」というのは、遠近の境目がなく度数を変化させることで、要するに境目のない遠近両用メガネのことです。


老眼の初期であれば、遠近でなくても、遠中（遠方と中間）くらいの、弱い累進の入ったメガネで十分効果が得られますし、累進度数のメガネに慣れることができます。

また、目が良い人の中には「メガネをかけてみたい。知的に見える」と思っている人がいて、ちょっと見づらくなっただけで、メガネ屋さんに駆け込んでメガネをつくってしまう人がいますが、これはいけません。

その「見づらさ」の原因は何なのか、きちんと眼科で確認しなければいけません。必ずしもメガネが必要とは限りません。

私の外来でも、

「どうしてこのメガネをつくることになったのですか?」

と聞きたくなるような例に時々出会います。

老眼鏡も、目が疲れるようであれば必要ですが、

「特に疲れないけど、かけてみたらよく見えるから」といって早くから使ってしまうと、目のピント調節の筋肉(毛様体筋)にさぼりぐせがついてしまいます。

なお、最近話題になっている視力回復トレーニングの効果についてよく聞かれますが、現在視力を回復させることができたというエビデンス(科学的な証拠)はありません。

仕事で手元をずっと見続けている場合、ときどき視線を遠くに解放させたり、まぶたをギュッッパ、パチパチと動かしコリをほぐすことで、疲れ目を予防するという程度の効果はあるでしょう。

また、速読や動体視力のトレーニングなどは、それぞれの訓練としての効果は期待できると思いますが、いわゆる近視を治すとか老眼を治すといった効果は、理論上あり得ません。

現代人の目は、パソコンやテレビ、スマートフォンの登場で、近くをひたすら見続けるという過酷な負担を強いられています。

トレーニングよりも、「いかにリラックスさせるか」が必要な時代なのです。

老眼用コンタクトレンズ

若い頃からずっと目が良くて、メガネを使わずに過ごしてこられた方の場合、老眼鏡をかけたくない、とおっしゃることが多いように見受けられます。

メガネに慣れていないので、うっとうしい、見づらい、耳のところが痛くなる、すぐにメガネを忘れてしまう、等々。

四〇歳代の人では、一般に白内障は出てきていません。水晶体は、透明だけれど少し硬くなってきた、といった程度でしょう。

このような老眼初期の方には、メガネ以外の選択肢としてあげられるのが、「遠近両用コンタクトレンズ」と「モノビジョン」です。

「遠近両用コンタクトレンズ」は、レンズのピントが遠くだけでなく、近くや中間距離にもピントが合うように設計されたものです。

光を分散させるため、暗い所で見づらくなることや、人によっては、ぼやける、にじんで見える、などの違和感を持つ方もいます。

ピントを分散する設計方法にはいろいろな種類があり、それぞれ見え方が微妙に異なりますので、違うメーカーのものをいくつか試してみるのもよいでしょう。

一日使い捨てタイプのコンタクトレンズにも遠近両用タイプが登場して、近年、使用者が増えています。

「モノビジョン」は、モノビジョン・レーシックのところで説明したように、左右の見え方に差をつけるという方法です。

遠近両用コンタクトレンズの見え方があまりよくないという方は、単焦点の普通のコンタクトレンズでモノビジョンを試してみるといいでしょう。

利き目はそのまま、利き目でない方の目を少しだけ弱めの矯正にすると近くが見やすくなるはずです。

初めのうちは、左右の見え方の差に違和感を覚えることがありますが、慣れてくると遠くも近くも自然に見えるようになります。次第に脳が左右の目の違いに順応してくるわけです。

慣れ方は人それぞれで、一日で慣れてしまう人もいれば、一週間、一カ月と、時間がかかる方もいらっしゃいます。また、どうしても慣れない、という方も中にはいらっしゃいます。

「メガネでモノビジョンはできますか？」と聞かれることがありますが、メガネは、目とレンズとの間に距離がある上に、目線によりレンズの位置がずれるため、矯正に誤差が生じます。そのため、不安定な矯正になりがちです。

また度数の強いレンズでは、左右のバランスが悪いと見づらさが生じやすいことなどもメガネがモノビジョンには不向きといえる理由のひとつです。

コンタクトレンズは、そうした不安定さや矯正の誤差が生じにくいので、モノビジョンに適しています。

現在、四〇歳代から五〇歳代くらいでコンタクトレンズを使っていて、少し老眼が出てきたという方は、ぜひモノビジョンを試してみてください。

このモノビジョンが快適に使いこなせれば、レーシックでその状態にして、コンタクトレンズを不要にすることもできますし、将来、白内障になった時に、眼内レンズで同じモノビジョンの状態にして遠近両用の見え方にする、という選択肢も出てきます。

第四章

老眼と白内障から一生解放される治療

単焦点眼内レンズの登場

老眼と加齢性白内障は、水晶体の劣化（老化）によって引き起こされる、誰しも避けることができない病気です。

そして、劣化（老化）した水晶体自体は、どんな治療を行っても絶対に元通りになることはありません。

そのため、ひと昔前までは老眼も白内障も治らないとされていました。

しかし、老眼や白内障に関するこうした常識は、眼内レンズの登場によって一変することになります。

眼内レンズを使った治療とは、わかりやすくいえば古くなって使えなくなった水晶体を人工のレンズに取り換えることによって、視力を回復させる治療ということができます。

なお、この眼内レンズには、単焦点眼内レンズと後で紹介する多焦点眼内レンズがありますが、治療の基本原理は同じです。

そして、これらのレンズを使った治療は、前章で解説した対症療法と違い、生涯にわたってその有効性が保たれる治療です。

振り返れば、四〇年ほど前に単焦点眼内レンズを使った治療が開発されたことにより、白内障は治せる病気となりました。

この眼内レンズを使った治療は、白内障の人にとって画期的ともいえる治療であり、大きな福音となりました。

ただ、単焦点眼内レンズによる白内障の治療が開発された当時は、白内障の人がほぼ間違いなく併発している老眼を治すことはできませんでした。

単焦点眼内レンズは、遠中近のどこか一つにピントを合わせることしかできません。遠くにピントを合わせれば近くが、近くにピントを合わせれば遠くが見づらくなり、ピントを合わせた距離以外のところをクリアに見るためには、老眼鏡や近視用メガネが必要となります。

そのため、手術前に仕事や趣味など生活スタイルをよく聞いて、患者さんの希望に合わせた距離にピントを合わせるようにしています。

このように、単焦点眼内レンズによる治療では、ピントの合う距離が限られてしまいますが、合わせた距離の対象ははっきりと見えるようになります。

また、夜間の光がまぶしく感じたり、にじんで見えるといったことはあまりありません。

何より単焦点眼内レンズの治療には、健康保険が適用されるので、手術費用の負担が少ないというメリットがあります。

老眼治療を根底から変えた多焦点眼内レンズ（遠近両用眼内レンズ）

ほんの数年前まで、白内障の治療に用いられていたのは、先に述べた単焦点眼内レンズでした。

単焦点眼内レンズを使った治療自体、画期的な治療であり、これによって白内障の人は視力を回復し、周囲の色彩もはっきりと認識できるようになりました。

ところが、近年になって、近くも遠くも見えるようにするという遠近両用の多焦点眼内レンズが開発されました。

光学技術の進化により登場した多焦点眼内レンズは、眼科医療をさらに次元の異なったレベルまで引き上げました。

まさに、革命的ともいえる治療であり、眼科医である私も、この数年間の眼科医療における技術革新のスピードには驚かされるばかりです。

この治療では、目の中に遠くにも近くにもピントが合うレンズを装着することにより、目そのものが遠近両用になって、老眼鏡がほとんど必要なくなるのです。

「遠近両用」と聞いて、「メガネの遠近両用は使いづらかったから、ちょっと……」と思われた方もいらっしゃるかもしれません。

しかし、多焦点眼内レンズはメガネのそれと異なるものであり、視線をずらす必要もありませんし、視界が歪むこともありません。したがって、メガネの遠近両用が苦手だった方でも大丈夫です。

「遠くの看板もよく見えるけど、新聞やケータイの文字もメガネをかけずに近くで見えるようになりました！」

「何をするにもいちいちメガネを探していたけれど、それがなくなって本当にすっきりしました」


術後にうかがった患者さんの感想には、こちらも嬉しくなるものが多いです。

先日、多焦点眼内レンズを使った手術をさせていただいた八〇歳のご婦人の場合、一カ月後の検査では、遠くの見え方は私と同じくらい、近くは私よりもよく見えるようになっていて、手術をした私自身、驚きでした。


八〇歳という高齢になって、裸眼で遠くも近くもよく見えるようになる。

ちょっと前までは考えることもできなかった、身体機能におけるアンチエイジングの具体例といえるでしょう。

そんな時代に、私たちは生きているのです。

白内障と同時に老眼を治す

「小学生の時以来、初めて裸眼の生活ができるようになりました！」

「ずっと目で苦労してきたので、信じられません！」

そんなふうに感動される患者さんがたくさんいます。


水晶体には、二つの役割（機能）があります。

その一つは、「ピント調節」です。レンズの厚みを変えて遠くにピントを合わせたり、近くにピントを合わせたり、要するに見たいものにピントを合わせる機能です。

もう一つの役割が、「透明な凸レンズ」としての役割。すなわち、「光を集めて目の奥の網膜に届ける」という機能です。

老眼はピント調節機能の障害であり、白内障は透明な凸レンズ機能の障害です。

今までは、「まだ白内障はそんなにありませんね」という状態であれば、手術はすぐには行いませんでした。もっと視力が低下して、不自由になってから手術しましょう、というのが一般的でした。

いくら、白内障の手術の安全性が向上したといっても、目にメスを入れて、目の中にレンズを挿入するという繊細な治療です。眼内炎が起きる場合もゼロではありません。そうしたリスクと、視力低下による不自由さや危険性を秤にかけて、「そろそろ手術しましょうか」と決断するのが普通でした。

ところが、白内障の手術方法が年々進歩してきたことにより、手術のリスクがぐんと減り、安全性と精度がどんどん高まってきました。

欧米では現在、水晶体の二つの機能のうち、どちらか一方が機能不全となっている場合、機能の回復のために多焦点眼内レンズの手術を勧める傾向が強くなっています。

つまり、白内障がまだ発症していなくて老眼だけの場合でも、多焦点眼内レンズの手術を行うということです。

日本では、「白内障がないのに、白内障の手術をするのか」という議論がありますが、機能回復という観点からみれば、老眼が顕在化したので水晶体を再建するという治療の選択肢も十分にあり得るのです。

それを後押しするのが、近年の眼内レンズの進歩と、手術方法のさらなるレベルアップです。

現在では、安全性からクオリティまでが非常に高いレベルに到達し、見え方の質が一段と洗練されてきているのです。

現在の白内障手術は、単に白内障を治すだけでなく、視力の質（ＱＯＶ―クオリティ・オブ・ビジョン）を向上させる治療へと進化しています。

ですから、白内障になるまで手術を待たなくても、老眼で不便になった時点で、この眼内レンズの手術をしても、しっかりと治療の恩恵を得ることができる、というわけです。

かくいう私も、近いうちに多焦点眼内レンズを入れたいと思っています。

白内障の治療はすんでいるけれど老眼も治したい場合

単焦点眼内レンズを用いた治療は、これまでたくさん行われています。

そのため、白内障は完治しているけれども、老眼鏡が手離せないという方は大勢いらっしゃいます。

そうした方々の中には、ここまで読まれてきて「せっかく白内障を治したのに、老眼を治そうとすると、また一から手術のやり直しか……」と思われる方もいらっしゃるかもしれません。

でも、安心してください。単焦点眼内レンズを使った白内障治療を既に行っている場合でも、それに追加するかたちで、「アドオン」と呼ばれる多焦点眼内レンズを追加で入れることによって、老眼を治すことができます。

それだけでなく、従来の白内障手術で治すことができなかった、近視や遠視、乱視まで矯正することができます。

ちなみに、私のクリニックではドイツのファーストQ社製のアドオンレンズを使っていますが、このレンズは目の中にフィットしやすい非常に優れたレンズです。

多焦点眼内レンズを用いた治療は、レンズの光学部分の構造が単焦点のレンズと少し異なるだけで、その形状はほとんど同じであり素材も同じです。手術自体も、今までの単焦点レンズの白内障手術と基本的に変わらないので、スムーズに行うことができます。

私が選んだ多焦点眼内レンズ

多焦点眼内レンズ（遠近両用眼内レンズ）が導入されてまだ十年ほどですが、この間に、なんとさらに技術は進歩して、遠中近の三焦点のレンズが使えるようになりました。

多焦点といっても今までのレンズは、実は遠近の二重焦点だったので、遠くと近くはよく見えるけれど、中間の距離が少し見づらい、という難点がありました。

たとえば、本の文字ははっきり読めるけれど、パソコンの文字が少しぼやけるとか、中間距離のクリアさに欠ける部分があるといった状態です。

それがまったく気にならないという人もいますが、やはり気になるという人もいらっしゃいます。

それを解決したのが、遠中近の三焦点レンズです。

さて、多焦点眼内レンズにもいろいろな製品がありますが、私がベストだと考えているのは、オキュレンティス社の『レンティスMプラス』とカールツァイス社の『ATリサ』です。

いずれもドイツ製ですが、現在のところ、私が見え方の質が格段に高いと判断し、主に使用している最先端の多焦点眼内レンズです。

もちろん、どちらもEUのCEマークを取得しています。


私は二〇〇六年から多焦点眼内レンズの手術を始めましたが、最初に使ったのはカールツァイス社製のレンズでした（当時はアクリテック社）。

カールツァイス社は、カメラ好きなら誰でも知っている名門メーカーです。その他、望遠鏡や顕微鏡の製造でも世界最高レベルの技術を誇る会社ですが、実は光学分野の医療機器の研究開発でもトップクラスなのです。


三年ほど前、オランダのアムステルダムで眼科学会があった折、私は眼科医の仲間とオキュレンティス社の工場を見学しました。

オキュレンティス社の本社はドイツですが、眼内レンズの工場はオランダとドイツの国境近く、オランダ側にあります。

オキュレンティス社の工場は、非常にクリーンな環境を実現していて、ある部屋では白衣の作業員達が完成レンズを検品し、別の部屋ではアクリル樹脂を削ってレンズを作っていました。

そこでは三〇台ほどの旋盤機がデジタルで作動していましたが、よく見ると旋盤機には川崎重工のロゴが入っていました。

オランダのはずれで最先端の多焦点眼内レンズを作っていたのは、メイド・イン・ジャパンの機械だったのです。

日本の技術力はやはりすごいと、遠く離れたヨーロッパで改めて認識しました。

オキュレンティス社のレンズ製造に使われている旋盤機のみならず、ドイツと並ぶ世界最高レベルの光学技術を有している日本のメーカーが、多焦点眼内レンズの開発に本気で取り組んだら、ドイツと同等、いやそれ以上の製品を作れるのではないかと想像します。

けれども、どうも国内の光学機器メーカーにはその気がないように見受けられます。

おそらく、「日本では、保険が適用になるレンズ（＝単焦点眼内レンズ）しか売れない」と見込んでいるからでしょう。

レンティスMプラスの特徴

ドイツのオキュレンティス社が製造しているレンティスMプラスは、これまでの多焦点眼内レンズとはまったく違う設計のレンズです。

部分的に遠方用と近方用の度数に分かれた、遠近両用メガネと似たような構造ですが、目線を意識して動かさなくても自然に遠くも近くも見ることができるという特長を持った多焦点眼内レンズであり、ＥＵのＣＥマークを取得しています。

夜間における光のにじみが他のレンズよりも少なく、夜間に運転することが多い人にも適したレンズです。

乱視用レンズは、度数を〇・〇一Ｄ単位の完全オーダーメイドで作成できます。

二〇一三年、これまでのレンティスＭプラスに加えレンティスＭプラスＸがラインナップに加わり、中間距離と近くがより見やすいレンズとして使えるようになりました。

ＡＴリサの特徴

ドイツのカールツァイス社製の多焦点眼内レンズで、遠くのピントに六十五パーセント、近くのピントに三十五パーセントの光が集まるように設計されています。レンティスＭプラスよりも近くの見え方がよいレンズですが、夜間の街灯や車のライトがにじみやすいという傾向があります。

そのため、夜間の運転が多い人にはあまり向きませんが、手元の作業が多い人には適しています。ただし、作業内容によっては老眼鏡が必要になることがあります。

その他、乱視用レンズもあり、ヨーロッパのＣＥマークを取得しています。

近年、このレンズに、遠・中・近の三重焦点のレンズが登場しました。遠近に加え、その中間の距離にもピントが合う設計で、近くのピントは四〇センチ、中間のピントは八〇センチの距離に設定されていて、中間距離や夜間の見え方が改良されました。

手術のこだわり

眼内レンズを用いた治療は、まず角膜にメスを入れて水晶体を取り出しますが、現在の老眼や白内障手術では、出血がほとんどありません。

レンティスMプラス

遠方用と近方用の度数に分かれている設計だが、目線を意識することなく自然にどちらの画像も見える。夜間の光のにじみが他のレンズよりも少ない。乱視矯正用レンズは完全オーダーメイドで設計される。ヨーロッパのCEマーク取得。ドイツ製。

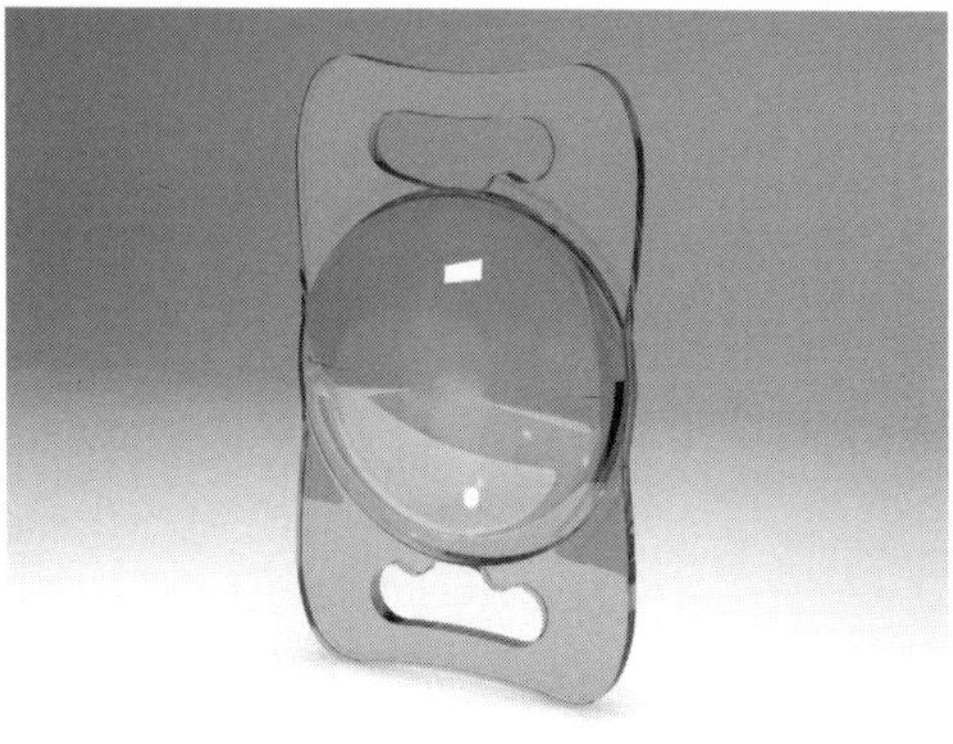

ATリサ

同心円状にたくさんの度数が入り、遠方用の焦点に65%、近方用の焦点に35%光が集まるように設計されている。近くの見え方がよいといわれ、近用作業の多い人に適したレンズとされる。乱視矯正可。ヨーロッパのCEマーク取得。ドイツ製。

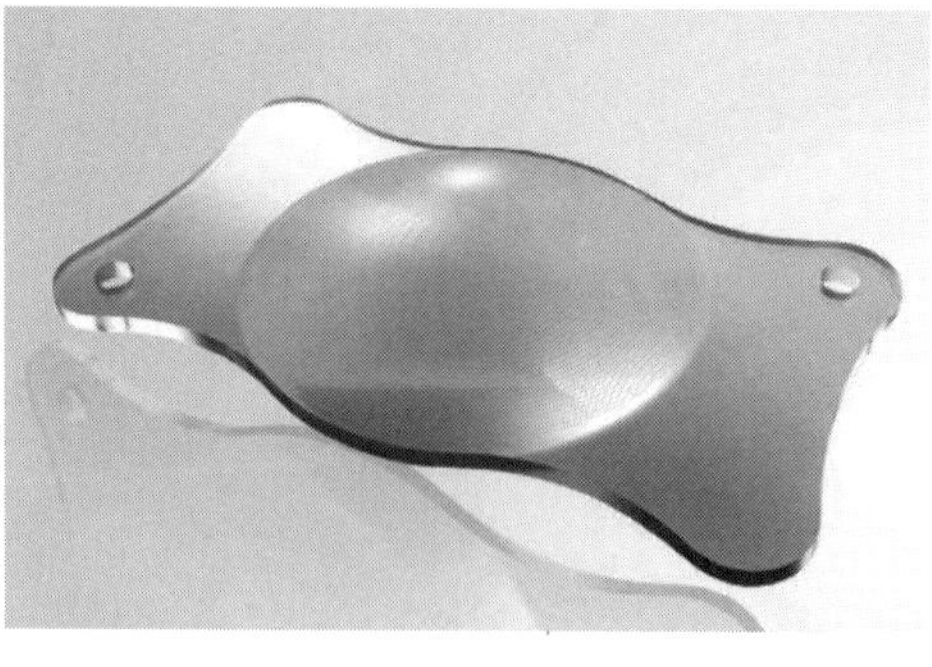

図10　二種類の最先端眼内レンズ

手術では、水晶体を包んでいる水晶体嚢《のう》というオブラートよりも薄い膜でできている透明な袋の表面を丸く切り取って、中から濁った水晶体を取り出し、代わりに人工のレンズを入れます。

その際、私は水晶体が入っていた袋の後面をきれいに磨いてからレンズを入れます。袋の内部に残った水晶体の微細なかけらまで取り除き、ていねいに磨いた袋に高性能のレンズを入れると、レンズが持つ本来の性能が発揮されるからです。

どうやって磨くかというと、ごく弱く水を出しながら吸引器で吸い取っていくのです。わかりやすい例えでいえば、吸引力をごく弱くした掃除機で、ラップについたホコリを吸い取るようなものです。

普通はラップの表面のホコリを掃除機で取ろうとしたら、ラップごと吸い取られてしまいます。吸われないようにするためには、吸引する角度が肝心です。

水晶体嚢の張り具合は人によって異なり、若い人はピンと張っているので比較的磨きやすいのですが、高齢の方の袋はクシャクシャッとなっているので、ちょっとでも吸引が強いと、吸い込まれそうになります。

もしも薄い皮が破れたらアウト、レンズを入れられなくなります。

そのため、吸われないように吸引器を逆流させ、元に戻しながら時間をかけて処置していきます。

そんな処置を、私は白内障の手術のたびにやっています。おそらく手術のクオリティにこだわる眼科医であれば、同じことをしていると思います。

この作業は非常に神経を使いますし、面倒な作業です。しなくても大きな問題はない、ともいえます。

けれども、手術後の見え方にこだわるなら、万全を尽くすべきだと私は思っています。

メスも超音波も使わない最新鋭の手術

ところで、現在私のクリニックでは、基本的に白内障の手術にもうメスは使っていません。水晶体を砕くための超音波もほとんど使いません。

最新の白内障手術は、コンピューターが精密に計測したデータを元に、レーザーが水晶体の前面の膜をきれいに切り取り、中の硬くなった水晶体を瞬時に細かく分割してしまいます。

これにより、術後の合併症を起こす危険がさらに少なくなりました。また、手術の精度も格段とアップしました。本当にすごい技術革新です（図11参照）。

この技術革新により、白内障手術は新しい時代に入ったと感じています。

この新しい技術により、まだ白内障が早期であっても、調節機能不全の目、つまり老眼に対してでも手術をおすすめできるようになったのです。

老眼のための眼内レンズ挿入手術が、スタンダードになる時代も近いかもしれません。

さらに、この原稿を書いている最中、また新しい機器を導入しました。

昨年、フロリダで世界最先端の手術を見学してきたのですが、そのすごさに感動してしまい、その機器を使用したシステムの導入を決意したという次第です。

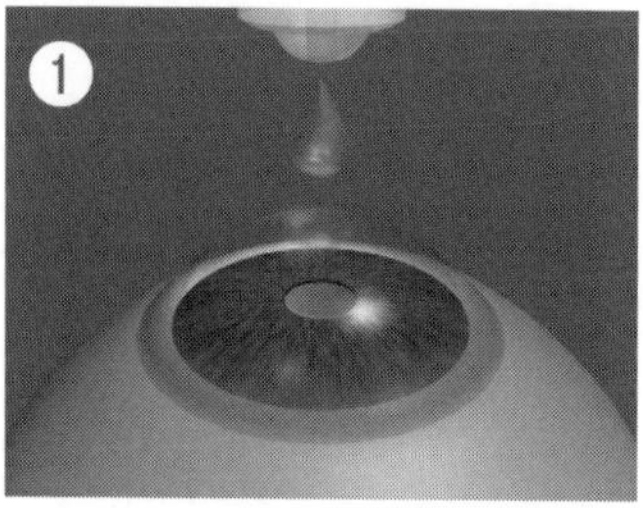

手術前に、抗生物質と瞳孔を大きく開く目薬を点眼します。点眼終了後、レーザー用のベッドに横たわります。

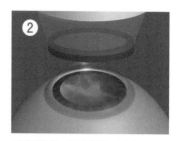

局所麻酔後、眼球表面にサクションリング（目を固定する器具）を取り付けます。

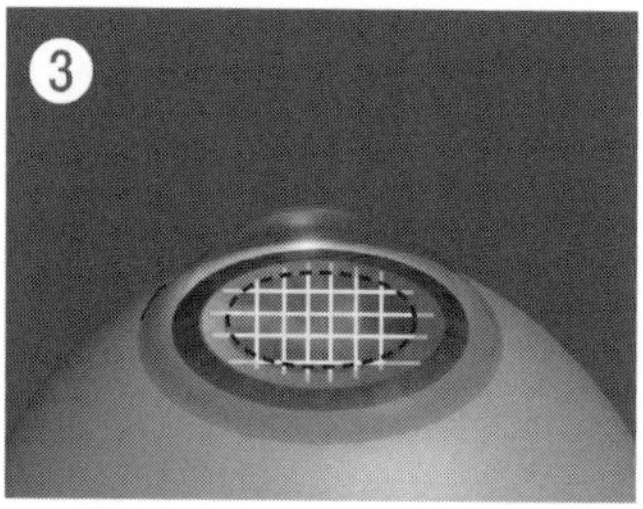

フェムトセカンドレーザーで、水晶体を覆っている嚢《のう》という膜の前面（前嚢）の切開、水晶体の分割、角膜の切開を行います。

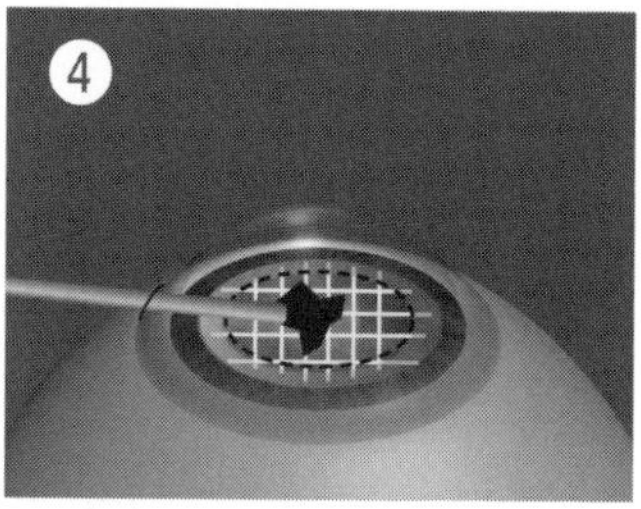

手術用のベッドに移動します。レーザーで分割した水晶体をすべて吸引します。

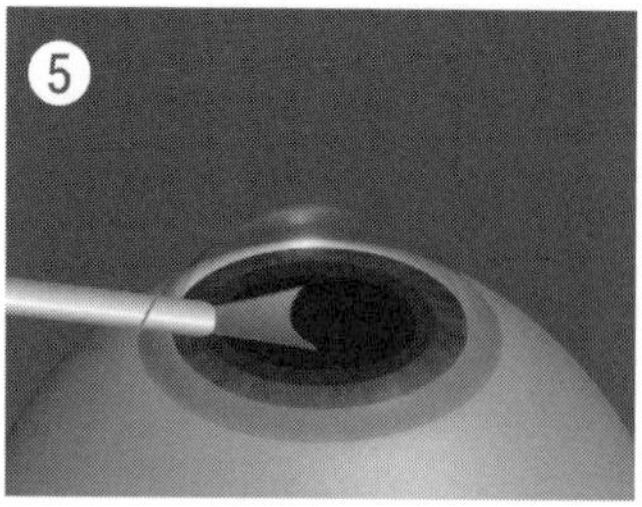

眼内レンズを眼内へ挿入し、嚢（後嚢）の中へ留置します。

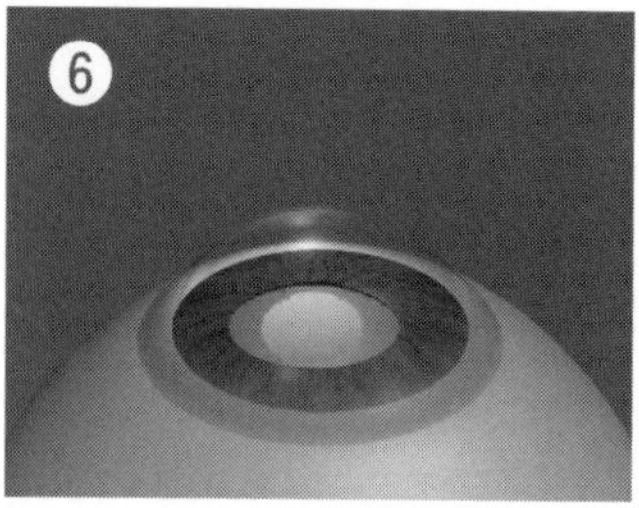

最後に大きな眼帯を付けて終了です。回復室で10分ほど休憩後、帰宅可能になります。

図11　最新のレーザーを用いたメスを使わない白内障手術

この手術システムでは、手術中に挿入した眼内レンズの度数が合っているかどうかを確認できるのです。

ちなみに、国内での導入は、私のクリニックが一～二番のようです。

ともあれ、この新しいシステムにより、今まで以上に高精度な手術結果が得られるようになり、乱視の矯正などもより質の高い状態に仕上げることができるようになりました。

多焦点眼内レンズを用いた治療の術後

現在の白内障手術は、患者さんの全身状態に問題がなければ、ほとんど日帰りで行います。

手術をした後は一〇分ほど休みをとり、感染予防の眼帯を付けた状態で帰宅していただきます。

そして、問題がなければ、翌日の検診で眼帯はとれます。

ところで、多焦点眼内レンズを使った手術の後、患者さんに見え方をたずねると、手術後は「見えることは見えるけれど、それまでの見え方と違って違和感がある」といわれる方がいます。

これは、自分の水晶体を人工のレンズに換えた、いわば他人の目で見ているような状態に脳が急には適応できないからです。

しかし、三カ月くらい経つと、脳は新しい見え方に慣れてきます。

実はものを見ているのは脳であり、目は信号を送っているだけです。したがって、脳が「これが新しい目の見え方だ」と認識し始めると、自然にはっきりと見えるようになります。

同じ患者さんに、手術後三カ月経った頃に、もう一度見え方をたずねると、ほとんどの場合、「慣れてきて見え方に違和感はなくなった」といわれます。

また多焦点眼内レンズを入れた方の中には、「片目で見ると、ものがにじんで見える」

といわれる方もいらっしゃいますが、「両目で見ると、どうですか？」と聞くと、たいていは「両目だと、それほど気にならない」といわれます。

多焦点眼内レンズは、光を分散して遠近の対象を見えるように設計されているため、対象がにじんで見えたりすることがあります。

ただ、普通は対象を両目で見ることが前提なので、日常生活に支障をきたすほどではありません。

しかし、人によっては、これがとても気になるという人もいます。

また、夜間に暗いところで光を見ると、少しまぶしかったり、にじんで見えることがあります。

そのため、夜間での運転を仕事としているドライバーの方などには、事前によく説明し、タクシーの運転手さんなどには、あえて単焦点のレンズを選択することもあります。

私のクリニックに来院された患者さんに、術後のアンケートをとったところ、だいいたい六カ月経った頃には、ほぼ七五％の方が「とても満足している」、二五％の方が「満足している」と回答されました。そして、一年後には八〇パーセントの方が「とても満足」と回答されています。

多焦点眼内レンズを用いた治療のデメリットは、何といっても「保険適用にならない」ということでしょう。治療費は全額自費です。ただし先進医療の制度の認可を受けた施設で、先進医療の認可を受けたレンズであれば、個人で入られている医療保険の保障対象になる場合があります。

ただ、最近になって、多焦点の眼内レンズの手術にも健康保険を適用しようという動き

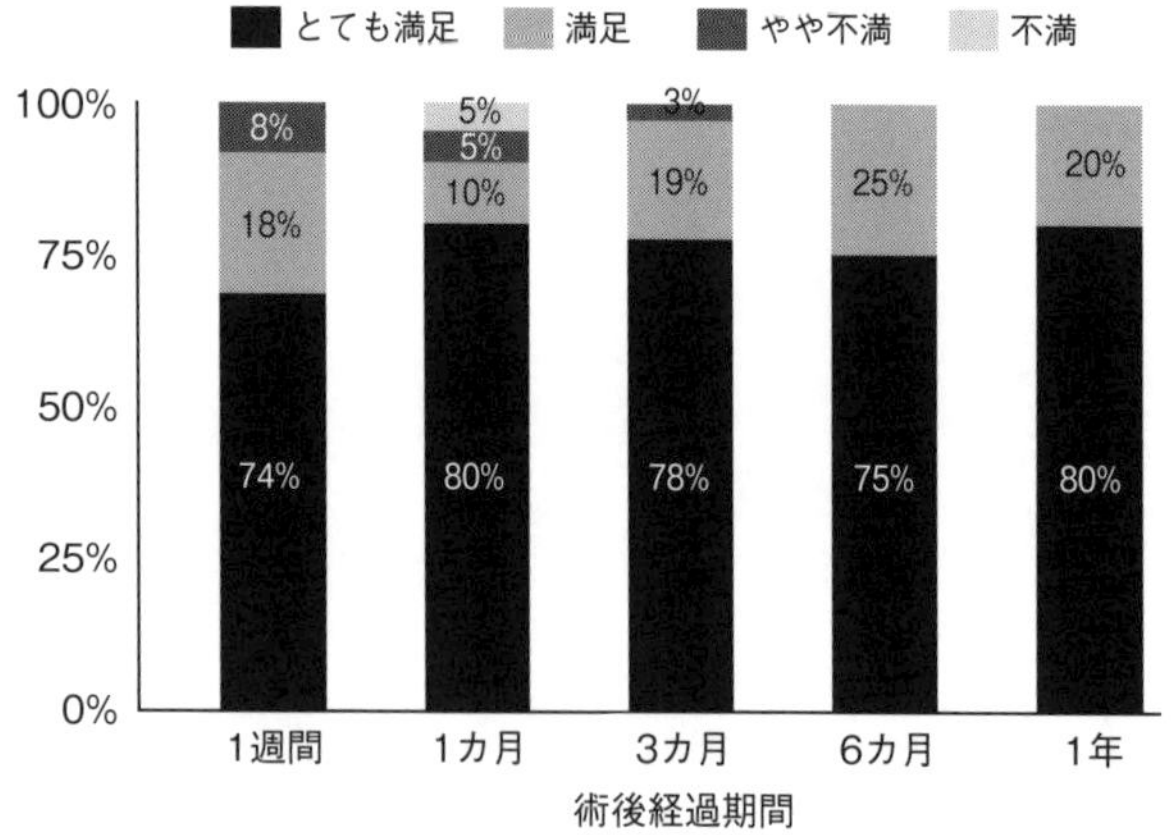

図12　多焦点眼内レンズの術後満足度

ができました。近い将来、健康保険で受けられるようになるかもしれません。

人はそれぞれ、治療もそれぞれ

知人と、都内のある寿司屋さんに行ったときのことです。

そこで話が遠近両用の白内障手術の話になったのですが、そのお店の店主が私たちの話を聞いて、寿司をにぎりながらこうおっしゃいました。

「私、三カ月前に手術したんですよ。すごく明るくなりましたけど、その遠近両用っていうのは知らなかったなあ。知っていれば、それにしたかったよねぇ。だってお客さんの顔は見えるようになったけど、寿司握る手元がよく見えないから、今このメガネしてるんですよ。その新しいレンズっていうのを入れたら、このメガネしなくてよかったんでしょ」

確かに、診察室で患者さんとお話しすると、「初めて聞きました」という方がやはり多いのです。

前述した寿司屋さんのように、「もしこの老眼鏡がなければ……」と思うような職業や趣味を持たれている方、あるいは若い頃からメガネを使ったことがないのでメガネが煩わしい、すぐどこかに置き忘れて探すのが面倒、といった方は、費用対効果を考えた上で、多焦点眼内治療を検討する価値があります。

もちろん、単焦点のレンズを選ぶという選択肢もあります。

単焦点眼内レンズでも、満足されている患者さんは多いのです。メガネやコンタクトレンズのように、実体験として多焦点のレンズとの比較ができないので、不満はないはずです。

実際、私は保険適用の単焦点眼内レンズの手術もたくさん行っていますし、保険適用の手術でも手術にはとてもこだわりがあります。

どんな手術でも、手術後に患者さんに喜んでもらいたい！　その思いは変わりません。

単焦点眼内レンズの手術に限らず、前章で紹介したレーシックや角膜インレイも、立派な治療だといえます。

あるいは、自分の目の状態にちゃんと合った老眼鏡であれば、十分満足だという方もいらっしゃるでしょう。

自分の目の状態、治療後に希望する生活、そして費用など、眼科医とよく相談しながら、総合的にベストだと考えられる治療を選択することが大切です。

老眼鏡なしの生活でますます活動的に

では、多焦点眼内レンズの治療で老眼鏡フリーの生活になられた方の体験談をご紹介しましょう。

山本洋一さん（手術当時六三歳）は、老眼に加えて、右目がぼやけるようになったということで、私のクリニックにいらっしゃいました。

診察させていただくと、右目に白内障の影響が出始めていました。左眼はまだ白内障の影響は出ていませんでしたが、近視があり裸眼では遠くが見えない状態でした。ラジコンなどのアウトドアの趣味をもたれていらっしゃいましたので、両目とも多焦点眼内レンズで、白内障と近視と老眼を同時に治す方法をおすすめしました。

メガネや見えづらさから解放されて「自由度」が格段に上がりました！

手術の一年ぐらい前から、右目にぼやける症状が出てきました。遠近両用眼鏡をかけても、左右のバランスが崩れて焦点が合いづらいので、特に運転のときは疲れます。趣味のラジコンでは、小さい機体の左右のバランスを見る必要があるので、視力でとても不自由を感じていました。

そこで、荒井先生のクリニックを受診していろいろと相談した結果、手術を受けることにしました。左目はまだ白内障ではなかったのですが、将来発症することを考えて両目とも同じ性能のレンズに交換しようということになり、いろいろな治療法の中から、一番新しい多焦点に決めたのです。

術後、眼帯をはずしたら、すぐにハッキリ見えるようになりました。驚いたのは、紙が白く見えることです。術前は気がつかなかったんですが、右目のレンズが黄味を帯びていたため、少し黄色がかって見えていたようなんです。白いものが白く見えるという当たり前のことに慣れるのに一カ月くらいかかりました。これは、いい方への変化で、驚きでもありました。

現在は、ほとんどメガネなしで過ごしています。ときどき細かいものを見たり、スマートフォンの細かい文字を見たりするときはメガネを使っていますが、ふだんの生活では全然必要ありません。

本当に快適です。朝起きてメガネなしで物が見えますし、テレビを見るとき横になってもメガネが当たるということがありませんし、楽です。趣味のために必要なサングラスも、以前は度数を入れるために制約があったのですが、今は市販のものを自由に選んですぐ使うことができます。いろいろなことの「自由度」が上がって、すごく気持ちがいいです。

手術代は正直高かったですが、一生モノと思えば納得です。もう白内障が発症する心配もないですし、一生この状態をキープできるのですから。

医療の世界は日進月歩ですから、今の時点で一番新しい治療を受けるのが、ベストな選択だと私は思っています。

若年性白内障にも遠近両用のレンズが効果的

近年、若い人の白内障手術も増えています。本来は栄養状態の良さなどから、寿命の延長とともに白内障の発症も遅れることが予測されるため、全体的に白内障が若年化しているということはありません。

しかし、近年、白内障の原因にもなる自己免疫疾患の増加や、アトピーの方が増えていることから、それこそ二〇歳代でも白内障を発症する例がみられます。

また、近視の方は白内障が早く出やすい傾向があります。

今までの治療では、白内障を手術で治すと、若くても老眼になってしまい、老眼鏡が必要になりました。

しかし、新しい遠近両用の老眼も治せる手術であれば、遠くも近くも見えるので、若い方が白内障手術により老眼になってしまう、ということをなくせるようになりました。

また、四〇歳代くらいで白内障になると、まだみんなは白内障になんかならないのに……、とショックを受けられるかもしれません。

けれども、ちょうど老眼が出てきて不自由を感じ始められている場合、白内障とともに老眼が治ってしまうので、手術の後はとても快適です。

篠原直子さん（手術当時四六歳）も片目だけ若年性白内障を発症されていました。左眼の視力が、遠くも近くも〇・二〜〇・三に低下していました。四〇歳代とまだお若く、この先の人生まだ五〇年以上もありますので、老眼にならない多焦点の手術をおすすめしました。

手術後の視力は、遠くが一・五、近くが一・〇に回復しました。

篠原さんの体験談をご紹介しましょう。

不安だった日々が今は嘘のよう。遠くも近くも見えて快適です！

2年前ほど前から見えづらくなって近くの病院で検査をしたら、右目に「若年性白内障」があると言われました。

ですが、詳しい説明もなく、手術を申し出ても「まだ必要ない」と言われてほったらかしで、すごく不安でした。

ピントが合わないというより、霧の中にいるような見え方です。明るいと光が乱反射して入ってくるのでまぶしいし、白く飛んでしまって余計に見えなくなります。晴れの日もダメ、夜の電灯もダメ。駅のホームの掲示板やバスの行き先もＬＥＤ表示なので、全然見えない……。本当に不便な毎日でした。

そこで病院を変えたところ、乱反射がひどくて危ないから、すぐに手術ということになり、みなとみらいアイクリニックの荒井先生を紹介されました。

手術の前日はやはり少し不安がありましたが、実際に手術が始まると、荒井先生が丁寧に状況を説明してくださるので安心でした。

術後は、ただただ明るい！　そして、今まで見ていた色と違う！　本当に驚きでした。白いものが黄味がかった生成りのような色に見えていたのが、今は青白いくらい真っ白に見えます。

一週間後の検査では両目で一・五あったので、車の運転も始めましたし、とにかく何でも読んでしまいます（笑）。

駅のホームにいても、遠くの看板の字を読んで、あんな所まで見えるんだと喜んだり（笑）。

一番嬉しいのは、朝洗面して、鏡に映る自分の顔がはっきり見えること。小さなことですが、前はいつも曇っていて、近づいてもぼやけて見えなかったので、自分の顔を普通の距離で確認できることに喜んでいます。
シミやそばかすまでクリアに見えちゃうのは難点ですけど（笑）。

本当に、近くも遠くもよく見えます。
私は最初、価格の点で単焦点でいいかなと思っていたのですが、主人が「まだ四〇歳代半ばだし、どこかにピント合わないという生活は今まで経験したことがないのだから、ただ不便がないというより、生活の質が向上するようなものにした方がいい」と言ってくれて、多焦点に決めました。

今は十分に満足しています。そして、もっと早く出会っていたらよかった。そうしたら、あの見えなくて不安な二年を過ごさなくてよかったのに、と思っています。

多焦点眼内レンズを用いた治療の費用

先に触れましたが、多焦点眼内レンズを用いた治療には、現時点では保険が適用されません。

現在、日本の健康保険制度では、治療を行うプロセスで、一つでも保険のきかない治療が入ると、治療全体の費用が自己負担になってしまいます。

歯科でのインプラント治療や癌の治療も同様です。

たとえば、抗癌剤の治療を受けている時、新しい抗癌剤が開発されたという情報を知り、その抗癌剤を使ってほしいと医師に頼んだとします。

しかし、その新しい抗癌剤はまだ日本では認可されていない。したがって、保険の適用外になります。

その結果、新しい抗癌剤を使ったことで診察費から入院費まで、すべてが自己負担になってしまうというわけです。

なんでそんなことになるのか、と疑問を持たれる方もいらっしゃると思いますが、現在の保険制度はそのようになっています。

ただし、国の先進医療に認められたものは、混合診療が可能になります。多焦点眼内レンズでも、先進医療制度に適用されるものが二種類あります。

また、生命保険で先進医療の特約を付けていれば、保険会社が費用を分担してくれたり、費用の全額を支払ってくれるケースもあります。保険会社や保険の種類で異なるようなので問い合せてみてください。

しかし残念なことに、最先端の多焦点眼内レンズは先進医療の適用となりません。なぜなら、先進医療の認可を得るためには費用と時間がかかり、やっと認可が下りた頃には、すでに新しいレンズができてしまうため、メーカーはそのような認可のための投資はしないからです。

そういった意味で、先進医療が適用されている眼内レンズは最先端のレンズではありませんが、世界中で広く使用されているという実績を持っています。そして、良好な手術成績が、多くの学会で発表されているレンズでもあります。

一方、せっかく眼内レンズを入れるのだから、最新技術で作られたレンズを入れたいと望んだ場合には全額自費になり、片目でだいたい五〇～七〇万円ほどの費用となります。

確かに大きな出費ではありますが、新車を購入したり、ブランド品を買ったりする費用と比べて考えみるとどうでしょう。

眼内レンズは一度手術したら一生取り換える必要がなく、メンテナンスも必要ありません（定期健診は必要ですが）。

ちなみに、歯科でインプラント手術を受けようと思えば、やはり同程度の出費がかかりますが、それでも入れ歯と違い自分の歯のように感じたいという人は多く、高額な費用にも関わらず相当数の方が手術を受けています。

何より、目が治るということは、自分を取り巻く世界が変わるということです。この先ずっと寿命がつきるまでメガネに頼らない快適な生活ができることを考えると、費用に見合うだけの価値は十分にあるのではないかと私は思うのですが、いかがでしょうか。

参考までに、私のクリニックでの主な老眼治療にかかる費用の一覧をあげておきます。

老眼治療の費用
みなとみらいアイクリニックの場合（税込）

手術名	両眼	片眼
モノビジョン アイデザイン アイレーシック	￥450,000	￥230,000
モノビジョン イントラレーシック	￥370,000	￥190,000
raindrop（レインドロップ）		￥310,000
raindrop（レインドロップ）＋ アイデザインアイレーシック		￥385,000
老眼リング（KAMRA®）		￥310,000
老眼リング（KAMRA®）＋ アイデザインアイレーシック		￥385,000
多焦点眼内レンズ	￥1,440,000	￥720,000
多焦点眼内レンズ乱視用	￥1,600,000	￥800,000
多焦点眼内レンズ（AT LISA Trifocal）	￥1,900,000	￥950,000
適応検査・コンサルテーション、 最終検査	無料	
手術後の定期検査	￥1,200 ～ ￥3,000＊	

※薬代が加算されることがあります

知っておきたい先進医療制度

「先進医療制度」とは、保険が適用されない先進的な医療技術を受ける時、すべてを患者の自己負担にせず、保険診療と併用できるようにした制度です。

医療技術ごとに一定の施設基準が設定されていて、該当する医療機関からの届け出によって保険診療との併用が可能となります。

二〇一五年九月一日時点で、一〇七種類の先進医療技術が登録されています。

一部の多焦点眼内レンズが二〇〇八年七月に先進医療として認められました。これによって、先進医療適用の多焦点眼内レンズを用いた白内障手術費用は自己負担ですが、診察・検査・投薬などの費用は一～三割負担の保険適用となります。

現在、多焦点眼内レンズを用いた白内障手術で先進医療の認定を受けている医療機関は、全国で四四五施設あります（二〇一五年九月一日時点）。

老眼治療ができる医療施設

白内障の手術を行っている施設は全国にたくさんあります。しかし、老眼治療を行っている施設は決して多いとはいえないのが現状です。

その理由は、老眼治療の基本は「自費診療」だからです。多くの医療施設は保険診療を基本に行っているため、そこに自費診療を混在させるのは、ちょっとしたハードルが存在します。

老眼治療は、一般の保険診療で行う検査よりも、多くの検査機器を使用します。そのための設備投資も必要ですし、検査スタッフの教育も必要です。より詳細なデータが必要になるため、熟練したスタッフによる検査も治療の質に大きく関わってきます。

そして、何より重要となるのが、コンサルテーションです。

患者さんのお話を十分にうかがい、その方のライフスタイルから、時には性格に至るまで把握できるほど、時間をかけてコンサルテーションを行います。

そして、どんな治療が適しているか、どんな見え方なら満足していただけるか、それを判断し、最適な治療の選択をするのが、最も難しいところともいえます。

眼科の治療施設にとって、このコンサルテーションは、少々面倒な作業です。

また、治療結果が患者さんに満足してもらえなかった場合を考えると、無駄な時間を費やしてリスクを背負うよりも、保険診療だけ行っている方が合理的だという考え方もあるでしょう。

ということで、老眼治療に積極的な施設と、そうでない施設が出てきます。

老眼治療について相談したい、治療の選択肢として検討したい、という方は、老眼治療に詳しい眼科を受診する必要があります。

ひとつの参考として、私も参加している『老眼研究会』のホームページに情報が公開されている施設のリストを紹介します（次ページ表）。

施設によって、導入している設備や治療が異なるのでご留意ください。

老眼治療を行っている眼科クリニック・病院

	施設名	住所	電話番号
遠近両用眼内レンズ・モノビジョンレーシック	みなとみらいアイクリニック	神奈川県横浜市西区みなとみらい2-3-5 クイーンズタワー C8F	0120-17-4455
	南青山アイクリニック	東京都港区北青山3-3-11 ルネ青山ビル4F	03-5772-1451
	慶應義塾大学病院眼科	東京都新宿区信濃町35	03-3353-1211
	東京歯科大学水道橋病院眼科	東京都千代田区三崎町2-9-18	03-3262-3421
	大塚眼科クリニック	神奈川県川崎市川崎区駅前本町12-1　川崎駅前タワーリバーク7F	044-200-7773
	名古屋アイクリニック	愛知県名古屋市熱田区波寄町25-1　名鉄金山第一ビル3F	0120-758-049
	京都府立医科大学病院眼科	京都市上京区河原町通広小路上る梶井町465番地	075-251-5575
	バプテスト眼科山崎クリニック	京都市左京区北白川上池田町12	075-721-3800
	レイ眼科クリニック	兵庫県神戸市中央区京町74番地 京町74番ビル9F	078-391-0157
	広田眼科	山口県周南市新町1-25-1	0834-33-1313
	岡本眼科クリニック	愛媛県松山市大手町2-7-17	089-941-4838
	岡眼科クリニック	福岡県飯塚市川津364-2 岡眼科ビル1F ～ 3F	0948-22-5155
遠近両用眼内レンズ	小笠原眼科クリニック	岩手県盛岡市高松3丁目10-12	019-662-3223
	いばらき眼科クリニック	栃木県宇都宮市鶴田町720-1	028-647-4936
	小沢眼科内科病院	茨城県水戸市吉沢町246	029-246-2111
	大宮はまだ眼科	埼玉県さいたま市西区三橋6-607-1	048-620-7777
	中京眼科	愛知県名古屋市熱田区三本松12-23	052-883-1543
	新見眼科	兵庫県明石市二見町東二見901-1	078-949-5310
	みなもと眼科	広島県広島市南区東本浦町17-12-101	082-881-3600
	藤田眼科	徳島県徳島市佐古六番町6-27	088-656-1010

※老眼研究会に所属する医師のいる施設で、老眼に対応する治療を行っておりHPで情報公開されている施設を掲載しています。治療の種類や使用機器は本書の内容と異なることがあります。(2016年5月現在)

第五章

目の老化を予防する

目を若く保つ方法

さて、ここまで、老眼治療について解説してきましたが、最近はこれらの新しい治療について、取材をうけることも多くなりました。

その時、よく聞かれるのが、「老眼や白内障にならない方法はありますか？」という質問です。

既に述べたように、老眼や白内障（加齢性のもの）は、老化が原因で発現するものです。

したがって、人は誰しも老いるということが「必然」であるならば、誰もが老眼や加齢性白内障になるのも「必然」ということになります。

つまり、老眼や白内障にならない方法とは、人間が老化しない方法、もっといえば細胞が永遠に生き続ける方法（人間が死なない方法）と同義というわけです。

「老化はなぜおきるのか。それは避けられないものか」というテーマは、医科学の分野でも長く研究されています。

近年、老化のメカニズムについてはかなり解明されてきていますが、残念ながら老化しない方法は発見されていません。

もっとも、そんな方法が発見されたら、人間は死なないという、ちょっとすごい世界になってしまいますが。


というわけで、老眼も加齢性白内障も、それを避けることはできないとされています。

ただ、いくつかの要因で、目の老化は加速することがわかってきたことから、予防やケアをすることで目の老化を遅らせることは可能と考えられるようになってきました。

目に関していえば、その老化を促進する要因の第一に挙げられるのが、紫外線です。

また、近年の研究では、可視光線に含まれるブルーライトも、目を老化させる要因となる可能性があると考えられるようになっています。

光老化から目を護る

日焼けをすると肌が老化することはよく知られていますが、目も同様です。

目の表面には涙の薄い層があり、日焼けから目を守っていますが、急激に強い紫外線にさらされると、目が真っ赤に充血します。

雪山などでなることが多いため、「雪目」といわれます。

これは急性の症状ですが、紫外線による害が蓄積すると白目の結膜が変質して、黄色っぽくなり硬く盛り上がり斑点のようになる「瞼裂斑《けんれつはん》」の一因にもなります。

瞼裂斑は、ハードコンタクトレンズの刺激や、涙不足によりまばたきの摩擦が増すことなども、要因のひとつと考えられています。


これとは別に、「翼状片」と呼ばれる病気があります。

翼状片は、白目の結膜の組織が黒目に侵入してくる病気で、白い羽が伸びてくるような形に見えるため、この名があります。

漁師さんや農業に従事している方など、主に屋外で仕事をされている人に多く発症するため、紫外線が大きな要因と考えられている病気です。

網膜を日焼けから護っているのは「ルテイン」

紫外線のほとんどは、角膜と水晶体で吸収されますが、紫外線の強い地域の方が白内障に早くなりやすいことが報告されているので、紫外線は白内障を加速する要因のひとつといってよいでしょう。

紫外線は網膜までは届きません。しかし、角膜と水晶体のレンズで集められた光を常に見ているのですから、光による障害は起きない方が不思議です。

網膜の中心部分には、「ルテイン」と呼ばれる抗酸化物質がたくさん存在しています。網膜の中心部分を「黄斑」といいますが、これはちょうど黄色い斑のように見えるからです。この黄色い色の正体が「ルテイン」です。

可視光線の中でも、特に青い光、「ブルーライト」と呼ばれる光は、紫外線に近い高エネルギーを持っています。このエネルギーから網膜の細胞を守っているのが「ルテイン」なのです。

近年、眼科ではサプリメントの摂取を推奨する医師が増えてきています。それは、網膜のちょうどこの黄斑部分に変質がおきる「加齢黄斑変性」という病気に、ビタミンやミネラル、ルテインなどをミックスしたサプリメントの摂取が、進行予防に効果的であることが米国の大規模な臨床試験で証明されたからです。

すべての加齢黄斑変性に効果があるとは言えませんが、病気になる前にしっかり抗酸化のための栄養素を食事やサプリメントで補給しておくことは、おそらく発症の予防にプラスに働いてくれるものと期待できます。

ルテインだけでなく、ビタミン類やミネラルといっしょに摂取することが大事なので、ほうれんそうなどの緑黄色野菜やフルーツ、雑穀類をバランスよく食べることが大切です。

食事とサプリメント

そんなわけで、目の老化予防にも「バランスのよい食事」が非常に重要といえます。

先に述べた「加齢黄斑変性」の予防だけではありません。

たとえば、近年「糖質制限ダイエット」などが話題となっていますが、糖質を控えることは、目の健康にもとても重要です。

なぜなら、目の網膜には血管がたくさんあり、この血管が老化して詰まったり、出血したりすると、失明につながるからです。

また、血管の健康維持には、食物繊維や抗酸化栄養素が注目されています。血糖値を上げないこと、食物繊維やビタミン、ミネラル類をしっかり摂取することは、目の老化予防にもとても有効です。

老眼がサプリメントで予防できるかといえば、残念ながらそれを証明する科学的なデータはありません。

しかし、身体が若い方は、老眼も遅いように見受けられます。これは私だけでなく、多くの眼科医が感じていることです。

また、男性よりも女性の方が老眼が遅いというデータがあります。

さらに、栄養状態が悪い国では、白内障が早く発症するというデータもあるので、やはりバランスのとれた食事、十分な抗酸化栄養素の摂取は、老眼予防にも効果があるのではないかと私は考えています。

かすみ目は老化の証拠

「なんとなく目がかすむ」――よくある症状です。

既に解説してきた通り、水晶体の透明度が少しずつが低下して濁りが生じてくる、つまり白内障の初期になると、目がかすむという症状が出てきます。

しかし、白内障ではなくても目がかすむことがあります。それは、ドライアイによるものです。

目の表面を覆う涙も、加齢とともに減少し不安定になりがちです。

本来、一枚の薄いレンズのように、涙が目の表面を均一に覆っている状態でなければなりませんが、ところどころ涙が不足してデコボコになると、光が乱反射して視界がかすんだり、見づらくなったりします。

白内障だと思い込んで私のクリニックに来院された患者さんの中には、白内障はまだそれほど進んではいないけれどドライアイの症状があったので目薬を処方したところ、かすみ目が解消された方もいらっしゃいます。

涙も重要なレンズの一部なのです。

急増する「スマホ老眼」

若い人の間で最近蔓延しているスマホ老眼。老眼といっても、正しくは「老眼様症状」です。

手元のスマホを長時間見続けると、ピント調節の役割を担う毛様体筋がずっと緊張し続けて凝り固まり、動かなくなって、目線をスマホから離すとピンボケ状態になってしまいます。

本来の老眼は近くにピントが合わなくなるので、どちらかというと仮性近視の状態に似ていますが、ピンボケで見たいものが見えなくなるために、「え？　もう老眼になったのかな？」と感じられるようです。

眼科の機械を使って毛様体筋の状態を調べると、痙攣をおこしていることもあります。これは例えてみると、ずっとしゃがんで作業をしていた結果、立ち上がれなくなるのと同じような状態です。

こうした症状は、毛様体筋の緊張をとる目薬で治します。

通常の緊張状態であれば、一晩眠れば治るはずです。しかし、翌日もまたスマホばかり見ていたら同じ症状になり、緊張が持続して慢性化してしまいます。

最近では「スマホ依存症」が危惧されています。老若男女を問わず、スマホのメールやゲームを長時間行うケースが急増しており、少しの間もスマホから離れられなくなっている人が増えています。

「手元にスマホがないとなんだか落ち着かない」という人は要注意です。

一日のうちで、スマホから離れる時間をつくることも必要だと思います。

目が原因の不眠症も急増

スマホを見続けた結果、寝つきが悪くなったり、寝ても熟睡できずに朝の目覚めが悪くなるなど、スマホによる不眠症も増えているようです。

こうした不眠症は、目に入るブルーライトが大きな要因のひとつとなっています。

ブルーライトは本来、昼間に太陽から受ける光です。

人は、太陽の光を浴びて、朝や昼を感知し、体を昼間のモードにセットします。そして、太陽が沈み夕方になると、体は夜の準備を始めて、夜になると眠りにつきます。

これが、人工的なブルーライトによって体内時計が狂ってしまうのです。


寝不足の状態が続くと肌が荒れますが、肌だけではありません。病気になるリスクも高まり、太りやすくなってしまうこともわかっています。つまり、老化を加速してしまうことにもなります。

アンチエイジングのためにも、夜ベッドに入る二時間前にはスマホはやめましょう。


本書を読まれている読者の方々は、スマホに依存している人は少ないかもしれません。でも、スマホを使っているお子さんやお孫さんには、ぜひ注意をしてあげてください。

子どもの場合、長時間スマホを見続けると近視になる可能性が高まります。

そして、近視は様々な目の病気のリスクを高めます。強度近視は、失明の危険のある病気です。

また、スマホ依存から不登校などの問題にも発展しかねません。

スマホ老眼は、そんな危険を知らせてくれるサインともいえます。

瞼《まぶた》の手術で目が若返る

加齢とともに、瞼はたるんできます。

瞼だけでなく、瞼を引き上げる「腱膜」が伸びてしまったり、切れてしまったりすることで、瞼が引き上げられなくなる病気が「眼瞼下垂《がんけんかすい》」です。

眼瞼下垂になると、おでこの筋肉で目を開けようとするため、おでこに皺が寄ります。

また、目を開けようと無理な力が生じて、頭痛を引き起こしたり、目が半開きのような状態で常にうっとうしいなど、様々な不快症状にもつながります。

おでこにくっきり皺がでて、眉毛と目の間の距離が若い頃に比べて長くなったら、眼瞼下垂にほぼ間違いないでしょう。

眼瞼下垂は、手術で治すことができます。眼科医で、この手術を専門とする医師の治療を受ければ、すっきり目が開くようになります。うっとうしさや頭痛がとれる上、目がぱっちり開くようになり、見た目がぐんと若返ります。

「気分まで若返りました！　もっと早く手術すればよかった」とおっしゃる方が多い治療のひとつです。

涙目を治す

加齢とともに、涙目で悩む人が増えてきます。

いつも目に涙がたまって見づらい、目がくしゃくしゃする、ハンカチが手放せない、など、ドライアイで目が乾く人からすればうらやましいかもしれませんが、涙目は目の周りが涙でかぶれてしまうなど、不快な症状のもととなります。

涙目の原因にはいくつかありますが、大きく分けると二つです。

一つはドライアイになっていて、刺激で涙がたくさん出でしまうタイプ。

そしてもう一つは、涙の排出がうまくいかないタイプです。

中高年になると、後者の方が多いようです。


涙は、目頭の上下にある「涙点」という穴から、涙小管という管を通って、鼻涙管という管を通り、鼻の奥から喉に抜けていきます。

目薬を差した後、苦いと感じるのは、目薬が鼻から喉に流れていくためです。


この管が細くなったり詰まったりすると、涙がうまく流れていかなくなり、目に溜まってしまいます。流れが悪くなった排水管と同じ状態です。

この場合は、涙小管の目詰まりをとるなどの治療を行います。


また、加齢とともに白目の表面や瞼の裏側の結膜がたるんできて、涙の出口である涙点をふさいでしまうことがあります。結膜がたるんでしまう病気を「結膜弛緩《しかん》」といいます。

結膜弛緩になると、たるんだ結膜が下瞼の縁にたまってしまいます。下瞼の縁は本来涙がたまる部分ですが、これを結膜がじゃましてしまうため、目の表面に涙がきちんと運ばれなくなり、「涙はあふれるけれどドライアイ」という少々ややこしい状態になります。

いずれにしても、目がゴロゴロしたり、クシャクシャしたり、不快な症状を伴います。また、結膜が無理に引っ張られて結膜下出血が頻繁に起こるようになることもあります。

結膜弛緩は、手術できれいに治るので、不快な症状を「歳のせい」とあきらめずに、眼科を受診するようにしてください。

定期健診が失明予防の基本

本書では、新しい老眼治療を中心に解説してきました。

眼科の治療は、現在めざましいスピードで進歩していて、私たち眼科医もそのスピードについていくのが大変なくらいです。

前にも述べましたが、この原稿を書いている最中に私のクリニックでは新しい治療システムを導入しました。

白内障の治療では、手術の前に目の状態を測定して、そのデータをもとに挿入するレンズの度数を計算します。

しかし、目は生体なので、手術後、微妙に変化することがあります。あるいは、手術前に水晶体のにごりが強いと、データに誤差が生じます。それによって、手術後の視力が計算どおりに出ないことが時々ありました。

この新しいシステムは、その誤差を手術中に確認できるため、その時点でレンズを変えるなどの対応が可能となり、手術後の視力が予定通り良くなる確率は一段と高くなります。

新しく進歩した機械やシステムは、私たち眼科医をわくわくさせますし、患者さんはそれによって、より高度で確実な治療を受けることができます。

しかし、まだ治せない目の病気もあります。その代表といえるのが、「緑内障」と「糖尿病性網膜症」です。

ふたつとも、初期は症状がほとんどありません。異変に気付いた時には、かなり進行していて、治療が難しくなります。

つまり、症状が出る前の検診が何より重要ということです。

四〇歳を過ぎたら、ぜひ眼科で目の精密検査を受けるようにしてください。「会社の健康診断では大丈夫だった」という人も、油断は禁物です。一般的な健康診断に含まれている検査だけでは、初期の病気は見つからないこともあります。

どんな病気も、早期発見・早期治療が重要です。

目は、命の次に大切だと私は思います。毎日、眠っているとき以外、いつも働いてくれている目の健康に注意を向けてあげてください。

そして、もし「老眼鏡なしの生活がしたい！」と思ったら、老眼治療に詳しい医師に相談してみてください。

もちろん、私のクリニックにいらしていただいても大歓迎です。

荒井宏幸（あらい・ひろゆき）

医学博士・眼科専門医。1990年防衛医科大学校卒業。同大学付属病院眼科、自衛隊中央病院眼科、国家公務員共済組合三宿病院眼科等を経て1998年、クイーンズアイクリニック開設。1998年南青山アイクリニック横浜（現みなとみらいアイクリニック）主任執刀医。2010年医療法人社団ライト理事長。防衛医科大学校非常勤講師。著書に『目は治ります。』（バジリコ）がある。

クイーンズアイクリニック
〒220-6204 横浜市西区みなとみらい2-3-5 クイーンズタワー C 4F
TEL 045-682-4455（休診日：土・日・祝日）

みなとみらいアイクリニック
〒220-6208 横浜市西区みなとみらい2-3-5 クイーンズタワー C 8F
TEL 045-682-4411（休診日：火・日・祝日）

老眼は治ります。
——老眼鏡不要の快適生活を送るために

2016年6月23日 初版第1刷発行

著者 **荒井宏幸**
編集協力 **株式会社メディプロデュース**
発行人 **長廻健太郎**
発行所 **バジリコ株式会社**
〒 130-0022
東京都墨田区江東橋 3-1-3
電話 03-5625-4420
ファクス 03-5625-4427
http://www.basilico.co.jp

印刷・製本 **モリモト印刷**

ISBN978-4-86238-231-3